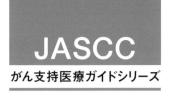

JASCC
がん支持医療ガイドシリーズ

がん薬物療法に伴う

末梢神経障害
診療ガイドライン

2023 年版

編 日本がんサポーティブケア学会

金原出版株式会社

JASCC practice guideline series

Clinical Guidelines of Management
for Chemotherapy-Induced Peripheral Neuropathy

edited by
Japanese Association of Supportive Care in Cancer

KANEHARA & Co., Ltd., Tokyo, Japan

Printed and bound in Japan

序

　がん治療の基本となる薬物療法は，生存期間，延命期間の改善が多くの患者に幸せをもたらす一方で，医療者は有害事象の発生は仕方がないことと諦めて治療をしている現状がある。多くの固形がんは薬物療法では治癒が目指せないことは明らかであり，薬物療法の適応を説明する際に有効性を強調して，有害反応を軽んじてきた傾向があったのではないかと反省している。我々は薬物療法を行なっている間，患者が骨髄抑制をはじめとする臓器障害，悪心・嘔吐を筆頭とする身体的な障害や精神・社会的なつらさといった有害事象に耐えているということを忘れてはならない。

　本ガイドラインが扱う化学療法誘発性末梢神経障害（chemotherapy-induced peripheral neuropathy；CIPN）は，気持ち悪い異常感覚から日常生活に支障をきたし，重篤な状態では歩行，衣服の着脱ができなくなることもある。しかも，骨髄抑制のように休薬により速やかに回復する一過性のものは少なく，CIPN の多くが月あるいは年単位でしか改善せず，生涯何らかの障害が残ることが稀ではない。

　診察室で，患者が末梢神経症状を訴えても，有効な予防法，治療法がないと説明する治療医のむなしさは，何のためにがん治療をしているのか疑心暗鬼に陥る場面が多い。

　このような背景から 2017 年に発刊された『がん薬物療法に伴う末梢神経障害マネジメントの手引き 2017 年版』（略称：CIPN 手引き 2017）は「エビデンスのある治療」，「有効性がはっきりしないもの」，どちらかといえば，「実施すべきではない治療」を記載した実地診療に役立つ手引き書として出版され，日本がんサポーティブケア学会（JASCC）の WEB ページに掲載された。

　さて，CIPN 手引き 2017 は，故・平山泰生（東札幌病院）先生のご尽力で生まれ，平山先生が部会長として活躍されていた JASCC が支援して発刊された歴史がある。エビデンスの少ない領域であり，初版は手引き書として出版されたが，その後，部会の研究成果を基に Minds のガイドライン作成手法を取り入れて，今回ガイドライン初版として出版する運びとなった。平山先生のご逝去は，ご遺族もとより，多くの患者にも不幸な出来事ではあったが，その遺志を引き継ぎ，新たに JASCC 神経障害部会の部会長となられた吉田陽一郎先生をはじめとする多くの部会員に平山先生の思いは脈々と受け継がれ，日本初の CIPN のガイドラインが誕生したと思っている。

　現在でも CIPN はエビデンスの少ない領域であり，執筆に多大の困難があったことが予想される。生きるためには我慢しなさいと患者に説明するのは医療者として誠につらい。その思いを共有する執筆者の多大な努力はもちろんであるが，作成にあたり部会内で事務的な仕事を引き受けていただいた華井明子先生，また査読，適切な評価をいただいた委員の方々，さらに手引き書からガイドライン発刊まで種々の的確な助言をいただいた金原出版の柴田龍之介氏に深謝し，本書の序としたい。

2023 年 5 月

日本がんサポーティブケア学会
理事長　佐伯俊昭

■「がん薬物療法に伴う末梢神経障害診療ガイドライン　2023年版」委員一覧

【統括委員会】

委員長　華井　明子　理化学研究所 先端データサイエンスプロジェクト

吉田陽一郎　福岡大学病院 Medical Informatics & Digital Medicine，消化器外科
（JASCC 神経障害部会長，CIPN 診療指針ワーキンググループ長）

森　　雅紀　聖隷三方原病院 緩和支持治療科

平山　泰生　東札幌病院 血液腫瘍科*

*所属は 2022 年当時

【作成委員会】

委員長　古川　孝広　がん研究会有明病院 先端医療開発科 がん早期臨床開発部

委　員　宇和川　匡　東京慈恵会医科大学 腫瘍センター

荒尾　晴惠　大阪大学大学院医学系研究科 保健学専攻

大串祐美子　東札幌病院 看護部

大熊　加惠　国立がん研究センター中央病院 放射線治療科

神林　祐子　大阪医科薬科大学薬学部 臨床薬学教育研究センター

内藤　陽一　国立がん研究センター東病院 総合内科

中島　寿久　国立がん研究センター中央病院 薬剤部

縄田　修一　昭和大学横浜市北部病院 薬剤部（病院薬剤学講座）

松岡　　宏　藤田医科大学 総合消化器外科

【文献レビュー委員】

伊藤　哲也	東京大学医科学研究所附属病院　先端緩和医療科
上野　真行	京都大学大学院医学研究科　消化器内科学
采野　　優	京都大学医学部附属病院　腫瘍内科
大岩　彩乃	東京慈恵会医科大学　麻酔科学講座，ペインクリニック
神田　清子	新潟県立看護大学
京田亜由美	群馬大学大学院保健学研究科　看護学領域
草場　正彦	関西電力病院　リハビリテーション部
佐藤　淳也	湘南医療大学薬学部　薬物治療学研究室
高木　雄亮	株式会社 CureApp
武井　大輔	埼玉県立がんセンター　薬剤部
田辺　裕子	虎の門病院　臨床腫瘍科
中川　夏樹	東京大学医学部附属病院　呼吸器内科
平川　聡史	聖隷浜松病院　支持療法科
松坂　和正	埼玉県立がんセンター　薬剤部
元雄　良治	小松ソフィア病院　腫瘍内科，漢方内科
山田　恵子	順天堂大学大学院医学研究科　疼痛制御学
山本　瀬奈	大阪大学大学院医学系研究科　保健学専攻
渡辺　大地	岐阜大学医学部附属病院　薬剤部

【外部評価】

	平本　秀二	ピースホームケアクリニック
	青儀健二郎	四国がんセンター　臨床研究推進部
患者代表	桜井なおみ	一般社団法人 CSR プロジェクト

■目　次

第3章　クリニカルクエスチョンと推奨

第1章
本ガイドラインについて

1. 本ガイドライン作成の目的

　がん化学療法に伴う末梢神経障害あるいは化学療法誘発性末梢神経障害(chemotherapy-induced peripheral neuropathy；CIPN)は，頻度の高い病態である。近年になり米国臨床腫瘍学会(ASCO)がCIPNのマネジメントに関するガイドラインを公表および改訂した[1)2)]。しかし，これを国内で応用しようとしてもCIPNに汎用される薬物が米国と異なっており，例えばビタミンB12製剤や非ステロイド性消炎鎮痛薬(NSAIDs)などの使用に関してASCOのガイドラインでは言及していない。

　日本臨床腫瘍学会では2015年に国内のがん薬物療法専門医がCIPNにどのような薬物を投与しているかサーベイランスを行った。その結果，国内でCIPNに投与されている薬物とその頻度について，ASCOガイドラインに記載のあるプレガバリン，デュロキセチン，牛車腎気丸のほか，ASCOガイドラインではほとんど触れられていないビタミンB12，NSAIDs，オピオイドも汎用されていることが明らかとなった[3)]。そこで，我々は国内において高頻度で投与されている薬剤を中心にクリニカルクエスチョン(CQ)を作成し『がん薬物療法に伴う末梢神経障害マネジメントの手引き2017年版』(略称：CIPN手引き2017)[4)]において薬物に関する推奨を公表した。その後に理学的手法を含む新しい知見がみられたため，今回ガイドラインとして改訂する運びとなった。

　本書の目的は，CIPNを呈する，あるいは呈し得るすべてのがん患者を対象に医師，看護師，薬剤師，作業療法士，理学療法士などを含む医療チームを使用者として，診療の指針を示すことであり『Minds診療ガイドライン作成の手引き2020』を参考に作成を進めた[5)]。

2. 既存ガイドラインと本ガイドラインの関係

　ASCOガイドライン2014年版[1)]，ASCOガイドライン2020年アップデート版[2)]，欧州臨床腫瘍学会-欧州腫瘍看護学会-欧州腫瘍神経学会(ESMO-EONS-EANO)2020年版ガイドライン[6)]および本ガイドラインの前身である『がん薬物療法に伴う末梢神経障害マネジメントの手引き2017年版』(略称：CIPN手引き2017)[4)]が存在する。これらを土台とすることで作成の省力化を図った。

　『CIPN手引き2017』では取り上げたがASCOやESMO-EONS-EANOガイドラインではほとんど取り上げられていない薬物に関してアップデートすること，ASCOやESMO-EONS-EANOガイドライン作成後における新規知見の検索を行うこと，『CIPN手引き2017』では取り上げていない理学的手法などを含む介入法に関して日本で推奨できるかなどに関して検討した。

3. 本ガイドラインがカバーする範囲

　カバーする範囲はCIPNを呈し得る，あるいは呈している成人とした。なお，小児，神経疾患，がん性疼痛，放射線治療誘発性神経障害など化学療法以外が誘発する神経障害は本ガイドラインのカバー範囲外とし，CIPNとの境界領域については「第2章 総論」で解説を行った。

4. アウトカムの重要性について

本ガイドラインのアウトカムは CIPN〔「予防としては CIPN 発症頻度や症状（しびれ，疼痛）の軽減，治療としては症状（しびれ，疼痛）の軽減」〕と設定した。CIPN の確定診断方法は確立していないため，本ガイドラインでは各文献内での定義をもって CIPN とした。本ガイドラインの限界として，アウトカムの重要性の点数化やデルファイ法による採用可否の評価は行わなかった点がある。

5. 文献検索

文献のソースは，①『CIPN 手引き 2017』に引用されている文献，② ASCO，ESMO-EONS-EANO のガイドラインに引用されている文献，③ PubMed を用いた系統的文献検索（①，②で使用されている検索式を用いる）および ④ 作成委員の任意のサーベイランスにより抽出した文献とした。文献検索の対象とした期間については，a）ASCO，ESMO-EONS-EANO ガイドラインで十分に分析している介入法に関してはガイドラインをそのまま利用し，それらの検索期間以降の 2019 年 9 月〜2020 年 6 月までの期間の検索を追加した。b）上記ガイドラインでの記載がないあるいは記載不十分な介入法（主に日本で用いられる介入法で『CIPN 手引き 2017』に記載したもの）に関しては『CIPN 手引き 2017』で用いた検索式などを用いて 2016 年 6 月 1 日〜2021 年 6 月までを検索した（a，b に関しては下記参照）。

a） 予防：プレガバリン，アセチル-L-カルニチン，冷却療法，圧迫療法，運動療法，鍼
　　治療：デュロキセチン，運動療法，鍼
b） 予防：牛車腎気丸
　　治療：ビタミン B12，NSAIDs，オピオイド

予備調査の結果，各クリニカルクエスチョンに関する日本語で書かれた論文でメタ解析，無作為化比較試験（RCT），分析疫学的研究（コホート研究，症例対照研究，横断研究）は存在しないことがわかったため，原著は英語に限定した。

6. 文献の適格基準

・18 歳以上を対象とする。
・英語（総説および原著）で記載されている。
・対象患者はがん患者である。
・国内で施行可能な方法・薬物である（保険適用の有無は問わない）。
・原著はメタ解析，RCT，または分析疫学的研究（コホート研究，症例対照研究，横断研究），記述研究（症例報告，ケースシリーズ）のいずれかである。
・記述研究（症例報告，ケースシリーズ），英語総説の内容は，解説で紹介してもよいが，推奨する根拠にはしない。

7. エビデンスの確実性の決定

　本ガイドラインにおけるエビデンス総体の評価は『Minds 診療ガイドライン作成の手引き 2020』を参考に下記の通り定義した。

> A（強）：効果の推定値が推奨を支持する適切さに強く確信がある。
> B（中）：効果の推定値が推奨を支持する適切さに中程度の確信がある。
> C（弱）：効果の推定値が推奨を支持する適切さに対する確信は限定的である。
> D（非常に弱い）：効果の推定値が推奨を支持する適切さにほとんど確信ができない。

　なお，エビデンスのレベルを決定するための出発点として，参考とした研究デザインは下記であり，評価を下げる項目（① バイアスリスク，② 非直接性）に対して該当する場合は評価を下げた。特に CIPN の誘発薬が異なる場合には非直接性が下がるため，被疑薬として何が使用されたか記述したうえで検討を行った。

> A：複数の RCT あるいはそのメタ解析
> B：単一の RCT
> 　　RCT 以外の複数の介入試験（クロスオーバー比較試験，個体内比較試験）
> 　　複数の分析疫学的研究（コホート研究，症例対照研究，横断研究）
> C：単一の RCT 以外の介入試験（クロスオーバー比較試験，個体内比較試験）
> 　　単一の分析疫学的研究，RCT
> D：上記の報告がない

8. 推奨度

　『Minds 診療ガイドライン作成の手引き 2020』には「強い推奨」「弱い推奨（提案）」の 2 段階で，それぞれに「行うことを」「行わないことを」との組み合わせがあり，また明確な推奨ができない場合「なし」としてもよいと記載されている。本ガイドラインにおいてはこの提示法を参考にしたが，この分野におけるエビデンスは少なく，国内で多種の薬剤が汎用され，薬物・非薬物介入ともに患者からの要望が強い現状を配慮し，推奨の強さを決められないときには「推奨なし」とした。

> 1. 投与（実施）することの強い推奨
>   治療によって得られる利益が大きく，治療によって生じ得る害や負担を上回る。
> 2. 投与（実施）することの提案
>   治療によって利益が得られることが期待されるが，治療によって生じ得る害や負担と拮抗する場合があり，利益が不利益を上回るもののその程度は不確実である。
> 3. 投与（実施）の推奨なし
>   治療によって得られる利益が不利益を上回るかは不確実であり，患者もしくは社会

的価値によって最善の対応が異なる可能性がある。

4. 投与(実施)しないことの提案

治療によって利益が得られることが期待できず，治療によって生じ得る害や負担が利益を上回る場合がある。

5. 投与(実施)しないことの強い推奨

治療によって利益が得られることが期待できず，治療によって生じ得る害や負担が明らかに上回る。

推奨文は下記のように記述する。

1. 投与・実施することを強く推奨する。
2. 投与・実施することを提案する。
3. 投与・実施について「推奨なし」とする。
4. 投与・実施しないことを提案する。
5. 投与・実施しないことを強く推奨する。

9. 作成手順

・推奨の決定は，ガイドライン作成委員会の会議に基づく。意見の一致をみない場合には，投票を行って決定する。直接評価された論文の筆頭著者およびシステマティックレビュー(SR)を行ったメンバーは会議への参加は可能だが，その分野に限り投票しない(筆頭著者が SR に関与するのは差し支えない)。

・作成委員会で提案された推奨に対してメンバー(統括委員＋作成委員)の意見の一致をみない場合はデルファイ法に準じて合意を形成する。

・資格のある(利益相反などで除外された者は含まない)メンバー(統括委員＋作成委員)の75％以上が参加し，その80％以上が賛成した場合に決定する*。

・決まらない場合は意見交換後に投票を繰り返す。

・投票を 3 回繰り返しても意見の集約をみない場合は「推奨なし」とする。

・途中で過半数の反対がある場合は，推奨文の変更を考慮する。

*「推奨なし」が原案の場合も同じ。

推奨の決定は，エビデンスの評価と統合で作成された資料を参考に，「アウトカム全体にわたる総括的なエビデンスの確実性」，「望ましい効果と望ましくない効果のバランス」，「患者・市民の価値観と希望」などを考慮して行う。具体的には，システマティックレビューによって作成された評価シートなどを参考に推奨とその強さを決定する。「資源の利用(コスト)」に関しては特に高額が予想される場合にのみ検討する。

10. 利益相反開示事項

期間　2018年4月1日〜2021年3月31日

1. 企業や営利を目的とした団体の役員，顧問職である。一社で100万円以上
2. 株の保有と，その株式から得られる利益(1年間の本株式による利益)。一社で100万円以上
3. 企業や営利を目的とした団体から特許権使用料として支払われた報酬。一社で100万円以上
4. 企業や営利を目的とした団体より，会議の出席(発表，助言など)に対し，研究者を拘束した時間・労力に対して支払われた日当，講演料などの報酬。一社で50万円以上
5. 企業や営利を目的とした団体がパンフレットなどの執筆に対して支払った原稿料。一社で50万円以上
6. 企業や営利を目的とした団体が契約に基づいて提供する研究費。一社で100万円以上
7. 企業や営利を目的とした団体が提供する奨学(奨励)寄附金。一社で100万円以上
8. 企業などが提供する寄附講座。
9. その他の報酬(研究とは直接に関係しない旅行，贈答品など)。
　　(1つの企業・団体から受けた報酬が年間5万円以上のものを記載)

松岡宏
4. ブリストルマイヤーズスクイブ(2019)

古川孝広
6. 第一三共(2018，2019，2020)，イーライリリー(2020)

内藤陽一
4. 中外製薬(2018，2019，2020)，ノバルティスファーマー(2018)，ファイザー(2018，2019，2020)，イーライリリー(2020)
6. ファイザー(2018，2019)，IGNYTA INC(2018)，大鵬薬品(2019，2020)，日本ベーリンガーインゲルハイム(2020)，第一三共(2020)

元雄良治
4. ツムラ(2018，2019，2020)

田辺裕子
6. 小野薬品(2020)，大鵬製薬(2020)

なし
荒尾晴恵，伊藤哲也，上野真行，采野優，宇和川匡，大岩彩乃，大串祐美子，大熊加惠，神田清子，神林祐子，京田亜由美，草場正彦，佐藤淳也，高木雄亮，武井大輔，中川夏樹，

中島寿久，縄田修一，華井明子，平川聡史，平山泰生，松坂和正，森雅紀，山田恵子，
山本瀬奈，吉田陽一郎，渡辺大地

11. 本ガイドラインの評価

本ガイドラインは原稿が完成した後，本学会ガイドライン委員会による評価を受け，委員会の指摘に対し可能な限り修正を行った。

また，本ガイドラインの暫定完成版について，外部評価委員および本学会・がん関連学会の会員にコメントを求め，Web 上でパブリックコメントを募集し，意見を収集した。

また，患者参画として，スコープ作成時に患者代表よりニーズを聴取し，外部評価委員として参画してもらうことで，患者の視点からのフィードバックを得た。

本ガイドライン作成における諸経費は日本がんサポーティブケア学会および厚生労働省全田班の予算で対応した。

●文献

1）Hershman DL, Lacchetti C, Dworkin RH, et al; American Society of Clinical Oncology. Prevention and management of chemotherapy-induced peripheral neuropathy in survivors of adult cancers: American Society of Clinical Oncology clinical practice guideline. J Clin Oncol. 2014; 32: 1941-67.［PMID: 24733808］

2）Loprinzi CL, Lacchetti C, Bleeker J, et al. Prevention and Management of Chemotherapy-Induced Peripheral Neuropathy in Survivors of Adult Cancers: ASCO Guideline Update. J Clin Oncol. 2020; 38: 3325-48.［PMID: 32663120］

3）Hirayama Y, Sasaki J, Dosaka-Akita H, et al. Survey of the management of chemotherapy-induced peripheral neuropathy in Japan: Japanese Society of Medical Oncology. ESMO Open. 2016; 1: e000053. ［PMID: 27843610］

4）日本がんサポーティブケア学会編. がん薬物療法に伴う末梢神経障害マネジメントの手引き 2017 年版. 金原出版，2017.

5）公益財団法人日本医療機能評価機構. Minds ガイドラインライブラリ. Minds 診療ガイドライン作成マニュアル編集委員会: Minds 診療ガイドライン作成マニュアル 2020 ver. 3.0（2021 年 3 月 22 日）. https://minds.jcqhc.or.jp/s/manual_2020_3_0

6）Jordan B, Margulies A, Cardoso F, et al; ESMO Guidelines Committee. EONS Education Working Group. EANO Guideline Committee. Systemic anticancer therapy-induced peripheral and central neurotoxicity: ESMO-EONS-EANO Clinical Practice Guidelines for diagnosis, prevention, treatment and follow-up. Ann Oncol. 2020; 31: 1306-19.［PMID: 32739407］

診断，治療アルゴリズム

CIPNを誘起する化学療法薬の使用［総論A］
（白金製剤，タキサン系製剤，ビンカアルカロイド系製剤などの投与）

リスク因子［総論E］
累積用量曝露期間，スケジューリング，併用療法
合併症（糖尿病，末梢神経障害，貧血，低アルブミン血症，低マグネシウム血症）や
患者背景（高齢，飲酒習慣，喫煙）もリスク因子となる可能性

予防［CQ1］
・予防として推奨できるものはない
・投与しないことを推奨：タキサンに対するアセチル-L-カルニチン
・状況に合わせて運動，タキサンに限り冷却［総論J5］を実施することを提案
・投与や実施をしないことを提案：白金製剤由来への牛車腎気丸，プレガバリン，鍼灸
・推奨なし：圧迫
※CIPNを誘発する化学療法薬を使用する場合，CIPNの症状について患者と相談し，
　CIPNによる生活障害リスクとがん治療のベネフィットを評価する

末梢神経障害［総論B・C・D・G］
　感覚神経障害：左右対称のglove and stocking型のしびれや異常感覚など
　運動神経障害：腱反射の消失や四肢遠位部優位の筋力低下など
　自律神経障害：排尿障害，便秘，麻痺性イレウスなど

CIPN疑い →

除外［総論F・D］
糖尿病，尿毒症，膠原病，ビタミンB1欠乏，各種神経筋疾患
（ギランバレー，慢性炎症性脱髄性多発根ニューロパチー）
傍腫瘍性神経症候群などによる神経障害

考慮
化学療法誘発性急性神経障害［総論J3］
（オキサリプラチン，タキサン投与後早期に発症）

評価と介入（症状Gradeだけでなく，治療目的，患者の意向や価値観，生活への影響などから①〜③
　　　　　 を総合的に判断する）
①評価/情報
・症状とニーズを評価し，セルフケア方法について情報提供［総論H・J4・J5］
②治療［CQ2］
・治療として強く推奨できるものはない
・状況に合わせてデュロキセチン［総論J2］を投与すること，運動［総論J5］を実施することを提案
・投与しないことを提案：アミトリプチリン
・推奨なし：ガバペンチノイド（プレガバリン，ミロガバリン）ビタミンB12，NSAIDs，オピオイド，
　　　　　　薬物併用療法，鍼灸
③被疑薬の調整
・被疑薬の延期，減量，中止を検討［総論J1］

第2章
総　論

A　CIPN の頻度

　CIPN の頻度は文献によりさまざまであり，対象疾患，使用薬剤や併用薬剤，薬剤使用量などにより大きく異なっている。また，併存症や生活習慣などによっても CIPN を発症する頻度は異なると考えられる。CIPN を発症しやすい薬剤としては，白金製剤，タキサン系製剤，ビンカアルカロイド系製剤，ボルテゾミブやサリドマイドが代表的である（表 1）[1]。

表 1．代表的な薬剤による CIPN

薬剤	触覚・温冷覚	振動覚・関節覚	神経障害性疼痛	運動障害	自律神経障害	Coasting（投与終了後の増悪）
シスプラチン	++	+++	++	-	+	+++
カルボプラチン	+	++	-	-	-/+	++
オキサリプラチン	++	+++	+	-	-/+	++
パクリタキセル	++	++	+	++	-/+	-/+
ドセタキセル	++	+	+	+	-/+	-/+
ビンクリスチン	++	+	++	++	+++	+
イキサベピロン	+++	+	-/+	+	-	-
ボルテゾミブ	+++	+	+++	+	-/+	-
サリドマイド	++	+	+	+	-	-

－：absent，－/＋：uncertain，＋：rare，＋＋：common，＋＋＋：very frequent

（文献 1 より）

　代表的な薬剤の CIPN の頻度について，薬剤の添付文書の情報を表 2 にまとめる[2]。すでに述べたように，薬剤の投与状況，併存症などにより CIPN のリスクは患者ごとに異なり，またがんそのものの神経浸潤や，腫瘍に伴う症状（腫瘍随伴症候群など含め），最近では免疫チェックポイント阻害薬による免疫関連有害事象なども鑑別が必要であり，医療従事者は個々の患者ごとにきめ細かい診療を行うことが望まれる。

表 2．CIPN の頻度（薬剤添付文書より）[2]

薬剤	添付文書中の CIPN の頻度（%）太字：10%以上
白金製剤	
オキサリプラチン	96.60%
カルボプラチン	1〜10%未満
シスプラチン	1〜10%未満
ネダプラチン	0.1〜5%未満
ミリプラチン	記載なし

タキサン系製剤	
カバジタキセル	13.30%
ドセタキセル	頻度不明
パクリタキセル	43.80%
パクリタキセル（アルブミン懸濁型）	60.80%
ビンカアルカロイド系製剤	
エリブリン	28.00%
ビノレルビン	5%未満

薬剤	添付文書中の CIPN の頻度（%）太字：10%以上
ビンクリスチン	25.50%
ビンデシン	0.1〜5%未満
ビンブラスチン	頻度不明
免疫チェックポイント阻害薬	
アテゾリズマブ	3.30%
アベルマブ	2.80%
イノツズマブオゾガマイシン	記載なし
イピリムマブ	頻度不明
イブリツモマブイットリウム	記載なし
イブリツモマブインジウム	記載なし
ゲムツズマブオゾガマイシン	5%未満
デュルバルマブ	記載なし
ニボルマブ	18.80%
ブリナツモマブ	1〜5%未満
ペムブロリズマブ	2.30%
その他 CIPN 頻度の高い抗がん薬	
サリドマイド	37.80%
分子標的治療薬（キナーゼ阻害薬）	
アキシチニブ	1〜10%未満
アファチニブ	1%未満
アレクチニブ	5%未満
イマチニブ	1%未満
エルロチニブ	1%未満
オシメルチニブ	1%未満
カボザンチニブ	1〜10%未満
クリゾチニブ	11.70%
ゲフィチニブ	記載なし
スニチニブ	1〜10%未満
セリチニブ	記載なし
ソラフェニブ	1〜10%未満
ダコミチニブ	1%未満
ダサチニブ	頻度不明
ニロチニブ	1%以上
パゾパニブ	5%未満
ブリグチニブ	5%未満
ボスチニブ	1%未満
ポナチニブ	3.20%
ラパチニブ	1%未満

薬剤	頻度
レゴラフェニブ	1〜10%未満
レンバチニブ	記載なし
ロルラチニブ	27.10%
分子標的治療薬（モノクローナル抗体）	
エロツズマブ	記載なし
エンホルツマブベドチン	46.30%
オビヌツズマブ	10%以上
オファツムマブ	記載なし
セツキシマブ	0.5〜10%未満
ダラツムマブ	5%未満
トラスツズマブ	2〜10%未満
トラスツズマブエムタンシン	13.80%
トラスツズマブデルクステカン	記載なし
ネシツムマブ	記載なし
パニツムマブ	頻度不明
ブレンツキシマブベドチン	55.60%
ベバシズマブ	15.80%
ペルツズマブ	5%以上
モガムリズマブ	5%未満
ラムシルマブ	記載なし
リツキシマブ	5%未満
分子標的治療薬（プロテアソーム阻害薬）	
イキサゾミブ	11.10%
カルフィルゾミブ	5%以上
ボルテゾミブ	28.20%
その他	
L－アスパラギナーゼ	記載なし
アクラルビシン	記載なし
アドリアシン	記載なし
アフリベルセプト	記載なし
アムルビシン	0.1〜5%未満
イダルビシン	記載なし
イホスファミド	5%未満
イリノテカン	5%未満
エトポシド	1%未満
エピルビシン	頻度不明
ゲムシタビン	1〜10%未満
シクロホスファミド	記載なし
シタラビン	頻度不明
ダウノルビシン	0.1〜5%未満
ダカルバジン	記載なし

第2章

総論

薬剤	添付文書中の CIPN の頻度（%）太字：10%以上
テガフール・ウラシル	頻度不明
テガフール・ギメラシル・オテラシル	頻度不明
テモゾロミド	10%未満
テラルビシン	0.1〜5%未満

トポテカン	5%未満
トラベクテジン	**5〜20%未満**
トリフルリジン・チピラシル	5%未満
ブレオマイシン	記載なし
ペメトレキセド	**5〜20%**
マイトマイシン C	記載なし
リポソーマルドキソルビシン	**5〜30%未満**
レナリドミド	5.50%

（文献 2 より）

（内藤　陽一）

●文献

1) Cavaletti G, Alberti P, Frigeni B, et al. Chemotherapy-induced neuropathy. Curr Treat Options Neurol. 2011; 13: 180-90.［PMID: 21191824］
2) 独立行政法人医薬品医療機器総合機構 医療用医薬品 情報検索. https://www.pmda.go.jp/PmdaSearch/iyakuSearch/

B　CIPN の症候学的分類

　CIPN は，症候学的に感覚神経障害，運動神経障害，自律神経障害に分類される。感覚神経障害の自覚症状は，numbness と表記されるしびれや感覚鈍麻，tingling と表記されるチクチク感やうずき感，ヒリヒリ感，pain 疼痛と表現される。特に手足末梢側，すなわち手袋や靴下をはいた部分に症状が表出することが多く，glove and stocking 型と呼ばれる[1]。手足末梢以外では全身に電気が走るような痛みや腰痛などの訴えもある。それぞれの症状は通常混在しており，また，患者の表現型として同じ症候を異なる症状として訴えられることも多い。よく聴取される表現型としては，鈍い感じ，遠い感じ（感覚鈍麻），嫌な感じ（ジセステジア），物に触れたときの普段と異なる感じ（パレステジア），足の裏に板が貼ってあるような感じ，触ってもわからない（感覚脱失），敏感に感じる（感覚過敏，アロディニア）などがある[2]。CIPN での疼痛は，原因となり得る抗がん薬によって引き起こされる疼痛であり，その他の体性感覚系の病変や疾患の除外は重要である。ただし，過去の原因薬剤により遅発性に出現する場合もあり，現在の治療薬に原因薬剤がなくとも CIPN と診断される事例も多数存在する。

　運動神経障害は，感覚障害より少ないとされるが，四肢遠位部優位の筋萎縮と筋力の低下，弛緩性麻痺を呈する。四肢の腱反射の低下や消失がみられ，遠位にいくほど顕著となる。このため患者は歩行やバランスの悪化や転倒のリスク増大をきたす[3]。運動神経障害もがんそのものの進行によるサルコペニアや骨量低下などと併存し，互いに増加・増強する場合が多い。また，CIPN の場合，運動神経障害単独で存在することはほぼなく，感覚障害をまったく伴わない運動障害が出現した場合は，ほかの疾患を念頭に置く必要がある[4]。

　自律神経障害では，血圧や腸管運動，不随意筋に障害が発生し，排尿障害や発汗異常，起立性低血圧，便秘，麻痺性イレウス等がみられることがあるが，感覚神経障害，運動神経障害と比べると発生率は低い[5]。

（松岡　宏）

●文献

1) Chan A, Hertz DL, Morales M, et al. Biological predictors of chemotherapy-induced peripheral neuropathy (CIPN): MASCC neurological complications working group overview. Support Care Cancer. 2019; 27: 3729-37.[PMID: 31363906]

2) Scholz J, Finnerup NB, Attal N, et al; Classification Committee of the Neuropathic Pain Special Interest Group (NeuPSIG). The IASP classification of chronic pain for ICD-11: chronic neuropathic pain. Pain. 2019; 160: 53-9.[PMID: 30586071]

3) Zajączkowska R, Kocot-Kępska M, Leppert W, et al. Mechanisms of Chemotherapy-Induced Peripheral Neuropathy. Int J Mol Sci. 2019; 20: 1451.[PMID: 30909387]

4) Hausheer FH, Schilsky RL, Bain S, et al. Diagnosis, management, and evaluation of chemotherapy-induced peripheral neuropathy. Semin Oncol. 2006; 33: 15-49.[PMID: 16473643]

5) Mols F, van de Poll-Franse LV, Vreugdenhil G, et al. Reference data of the European Organisation for Research and Treatment of Cancer (EORTC) QLQ-CIPN20 Questionnaire in the general Dutch population. Eur J Cancer. 2016; 69: 28-38.[PMID: 27814471]

第2章　総論

病理組織学的分類と症状

CIPNの病理学的所見としては軸索障害(axonopathy)，神経細胞体障害(neuronopathy)，髄鞘障害(myelinopathy)に分類される。

軸索障害はCIPNの中で最も多くみられる障害である。神経細胞体は比較的保たれるが，二次的に髄鞘(Schwann細胞)が障害される場合もある。一般的には太く長い軸索から障害が発生する。臨床的には四肢末端から始まるglove and stocking型の感覚障害を呈することが多い。代表的な薬剤としては，微小管障害作用を有するビンカアルカロイド系やタキサン系抗がん薬などが挙げられる。

神経細胞体障害は病変の主座が細胞体であり，主に脊髄後根神経節細胞の細胞死によって発生し，軸索や髄鞘も二次的に障害される。軸索の短い神経細胞体も障害されるため感覚障害は四肢末端とともに体幹や顔面にも発生する。代表的薬剤としてはオキサリプラチンやシスプラチンなどの白金製剤がある。

髄鞘障害はインターフェロンなどで誘発されるが，最近は抗腫瘍薬としてインターフェロンが投与されることがほとんどなくなったので詳細は省略する。

薬剤中止後の回復の可能性については，軸索障害を呈する薬剤では細胞体が保たれているため，早期の薬剤中止により，細胞体障害の薬剤と比べて神経障害からの回復が期待できると推測されている。しかし検索した限りでは，これを裏付けるエビデンスはない。そもそも，前治療，後治療の影響もあり，投与量，投与期間も症例ごとに異なるため，神経障害からの回復の容易さを純粋に薬剤別に比較するのは困難と思われる。また，白金製剤は神経細胞体を障害するゆえに薬剤中止後も回復が困難とする説もあるが，実際にはオキサリプラチンによる神経障害でも80%の患者は回復し，また40%の患者は8カ月後には完全に回復すると報告されており，病理学的所見と神経障害からの回復は必ずしも関連しないように思われる[1]。

(平山　泰生)

●文献

1) Argyriou AA, Bruna J, Marmiroli P, et al. Chemotherapy-induced peripheral neurotoxicity(CIPN): an update. Crit Rev Oncol Hematol. 2012; 82: 51-77.[PMID: 21908200]

D CIPN と神経障害性疼痛の関係

　CIPN は，抗がん薬によって誘発される末梢神経障害であるが，国際的に確立した定義は報告されていない[1)2)]。神経毒性を有する抗がん薬の開始後に自覚症状，腱反射消失，左右対称の「glove and stocking 型」のしびれや異常感覚等を生じたときに CIPN と判断される[3)]。CIPN の自覚症状の一つに疼痛があり，CIPN の主体となる症状でもあるため，ここで疼痛の分類についても概説する。

　疼痛は主に侵害受容性疼痛(体性痛，内臓痛)および神経障害性疼痛に分類される。なお近年，国際疼痛学会(IASP)から第3の痛みの機構分類として，痛覚変調性疼痛が提唱された(侵害受容の変化によって生じる痛みであり，末梢の侵害受容器の活性化を引き起こす組織損傷またはそのおそれがある明白な証拠，あるいは，痛みを引き起こす体性感覚系の疾患や傷害の証拠がないにもかかわらず生じる痛み)。神経障害性疼痛の定義は「体性感覚神経系の病変や疾患によって引き起こされる痛み」(国際疼痛学会，2011)[4)]とされており，CIPN の疼痛も，その機序から主に神経障害性疼痛に分類される。

　神経障害性疼痛の診断は ①② に基づく[5)6)]。

① 【現症と病歴】痛みの範囲が神経解剖学的に妥当であり，かつ体性感覚神経系の病変あるいは疾患が示唆される。

② 【評価・検査】
　a）神経学的診察により障害神経の解剖学的神経支配に一致した領域に観察される感覚障害(感覚低下，感覚過敏，アロディニアなど)の他覚的所見。
　b）神経障害性疼痛を説明する神経病変あるいは疾患を診断する検査。

上記の ① を満たせば神経障害性疼痛の可能性があるという作業仮説を立てる。さらに②のどちらか一方のみ該当する場合は神経障害性疼痛の要素を一部もっていると診断し，2つともに該当する場合に神経障害性疼痛と確定する。

　しかし，CIPN の診断において ②b）の検査のうち，画像検査(神経圧迫所見など)は当てはまらず，また実臨床において神経生理学的検査が行われることは稀であり，この国際疼痛学会の神経障害性疼痛の診断方法はCIPNによる疼痛の診断には必ずしもなじまないと考えられる。

　現状では神経障害をきたし得る化学療法を施行中に，新たにしびれや痛みを四肢末端などに感じた場合にCIPNと判断するのが一般的である。必要に応じて ② の神経学的診断や後に述べる鑑別診断を行う。

　神経学的診断においては，触覚(脱脂綿，毛筆あるいは指などを使用)と痛覚(つまようじ，ピン車などを使用)の評価が行われることが多いが，偽陰性を防ぐために温冷覚(試験管などを使用)，深部覚(関節覚，振動覚)についても評価することがある。アロディニアの有無に関しても触刺激，温冷覚刺激により評価し得る。

(森　雅紀)

●文献

1）Loprinzi CL, Lacchetti C, Bleeker J, et al. Prevention and Management of Chemotherapy-Induced Peripheral Neuropathy in Survivors of Adult Cancers: ASCO Guideline Update. J Clin Oncol. 2020; 38: 3325-48.［PMID: 32663120］

2）Jordan B, Margulies A, Cardoso F, et al; ESMO Guidelines Committee. EONS Education Working Group. EANO Guideline Committee. Systemic anticancer therapy-induced peripheral and central neurotoxicity: ESMO-EONS-EANO Clinical Practice Guidelines for diagnosis, prevention, treatment and follow-up. Ann Oncol. 2020; 31: 1306-19.［PMID: 32739407］

3）Smith EM, Pang H, Cirrincione C, et al; Alliance for Clinical Trials in Oncology. Effect of duloxetine on pain, function, and quality of life among patients with chemotherapy-induced painful peripheral neuropathy: a randomized clinical trial. JAMA. 2013; 309: 1359-67.［PMID: 23549581］

4）Jensen TS, Baron R, Haanpää M, et al. A new definition of neuropathic pain. Pain. 2011; 152: 2204-5.［PMID: 21764514］

5）Treede RD, Jensen TS, Campbell JN, et al. Neuropathic pain: redefinition and a grading system for clinical and research purposes. Neurology. 2008; 70: 1630-5.［PMID: 18003941］

6）日本ペインクリニック学会神経障害性疼痛薬物療法ガイドライン改訂版作成ワーキンググループ編: 神経障害性疼痛薬物療法ガイドライン　改訂第 2 版. 新興交易（株）医書出版部. 2016. https://jspc.gr.jp/Contents/public/pdf/shi-guide08_10.pdf

E CIPN のリスク因子

　CIPN は神経毒性抗腫瘍療法の数サイクル後に用量依存的に発生し，投与された単回および累積用量に依存するが，曝露期間，スケジューリング，併用療法も潜在的なリスク因子である[1]。CIPN 発症にかかわる個々のリスク因子についてはまだ確立されたものはないが，これらに関する研究結果がいくつか報告されている。サウスウェストオンコロジーグループによるタキサン系製剤を使った第Ⅱ/Ⅲ相試験のデータベースを用いた検討によると，糖尿病の合併は CIPN のリスク因子であった[2]。肺がん患者の大規模コホート研究では，糖尿病は白金製剤およびタキサン系製剤による CIPN のリスク因子であった[3]。タキサン系製剤および白金製剤の化学療法を受けている患者を対象とした CIPN のリスク因子の検討では，多変量解析では高齢($OR=1.08$)，化学療法，ニューロパシー(運動 CIPN のみ，$OR=8.36$)，症状負担($OR=1.06$)，受けた化学療法サイクル数($OR=1.19$-1.24)，アルコール摂取($OR=0.32$)がリスク因子として抽出され，単変量解析では，スタチンは有意な，糖尿病の傾向を有するリスク因子として抽出された[4]。オキサリプラチンによる CIPN の予測因子に関する研究では，治療前の貧血，低アルブミン血症，低マグネシウム血症，飲酒習慣がリスク因子として抽出され，CIPN の持続時間では，若年者，低アルブミン血症，低マグネシウム血症がリスク因子として抽出された[5]。別の研究では，治療前に BMI が高くヘモグロビンが低い高齢の患者は，パクリタキセルまたはオキサリプラチンによる CIPN 発症リスクが高いことが報告された[6]。喫煙も長期にわたる知覚異常のリスクを高めるとの報告もある[7]。また，ほかの神経毒性物質と既存の神経障害への同時曝露，および神経障害の素因となるアルコール乱用，腎不全，甲状腺機能低下症，ビタミン欠乏症，HIV，自己免疫性リウマチ性疾患なども潜在的なリスク因子として考慮すべきであるとの報告もある[4][8][9]。CIPN の発症予測に有用な遺伝子検査は現時点で存在しないが，CIPN の原因となる薬剤の神経毒感受性に関連する遺伝子変異が明らかになりつつあり[10]，今後の研究が期待される。

（宇和川　匡）

●文献

1) Jordan B, Margulies A, Cardoso F, et al; ESMO Guidelines Committee. EONS Education Working Group. EANO Guideline Committee. Systemic anticancer therapy-induced peripheral and central neurotoxicity: ESMO-EONS-EANO Clinical Practice Guidelines for diagnosis, prevention, treatment and follow-up. Ann Oncol. 2020; 31: 1306-19.［PMID: 32739407］

2) Hershman DL, Till C, Wright JD, et al. Comorbidities and Risk of Chemotherapy-Induced Peripheral Neuropathy Among Participants 65 Years or Older in Southwest Oncology Group Clinical Trials. J Clin Oncol. 2016; 34: 3014-22.［PMID: 27325863］

3) Johnson C, Pankratz VS, Velazquez AI, et al Candidate pathway-based genetic association study of platinum and platinum-taxane related toxicity in a cohort of primary lung cancer patients. J Neurol Sci. 2015; 349: 124-8.［PMID: 25586538］

4) Molassiotis A, Cheng HL, Leung KT, et al. Risk factors for chemotherapy-induced peripheral neuropathy in patients receiving taxane- and platinum-based chemotherapy. Brain Behav. 2019; 9: e01312.［PMID: 31063261］

5) Vincenzi B, Frezza AM, Schiavon G, et al. Identification of clinical predictive factors of oxaliplatin-induced chronic peripheral neuropathy in colorectal cancer patients treated with adjuvant Folfox Ⅳ. Support Care Cancer. 2013; 21: 1313-9.[PMID: 23196819]

6) Mizrahi D, Park SB, Li T, et al. Hemoglobin, Body Mass Index, and Age as Risk Factors for Paclitaxel- and Oxaliplatin-Induced Peripheral Neuropathy. JAMA Netw Open. 2021; 4: e2036695.[PMID: 33587134]

7) Brydøy M, Oldenburg J, Klepp O, et al. Observational study of prevalence of long-term Raynaud-like phenomena and neurological side effects in testicular cancer survivors. J Natl Cancer Inst. 2009; 101: 1682-95.[PMID: 19940282]

8) Jordan K, Feyer P, Höller U, et al. Supportive Treatments for Patients with Cancer. Dtsch Arztebl Int. 2017; 114: 481-7.[PMID: 28764837]

9) Johnson C, Pankratz VS, Velazquez AI, et al. Candidate pathway-based genetic association study of platinum and platinum-taxane related toxicity in a cohort of primary lung cancer patients. J Neurol Sci. 2015; 349: 124-8.[PMID: 25586538]

10) Staff NP, Grisold A, Grisold W, et al. Chemotherapy-induced peripheral neuropathy: A current review. Ann Neurol. 2017; 81: 772-81.[PMID: 28486769]

F 鑑別診断に用いられる検査項目

　CIPN は神経障害誘発性抗がん薬の使用歴や末梢神経障害の出現時期，臨床症状などから判断されるが，厳密な診断基準は確立していない。CIPN においては，神経伝導検査での感覚神経および運動神経伝導速度の低下，活動電位の低下，消失などが認められる場合があるが，日常臨床では，神経伝導検査によるモニタリングを施行することは少ない。

　腫瘍そのものにより生じる神経障害や放射線治療の晩期障害による神経障害との鑑別は，画像検査（CT，MRI など）や治療歴の確認によってなされる。

　末梢神経障害をきたすその他の疾患として，糖尿病，尿毒症，膠原病（血管炎症候群を含む），ビタミン B1 欠乏，ギランバレー症候群（GBS），慢性炎症性脱髄性多発根ニューロパチー（CIDP），傍腫瘍性神経症候群などがあり，必要に応じてこれらとの鑑別を行う。検査項目としては，血糖値，HbA1c，糖負荷検査，腎機能検査，CRP，血中ビタミン B1 値，抗神経抗体（抗 Hu 抗体や抗 CV2/CRMP-5 など）などがあり，GBS や CIDP との鑑別が必要な場合は髄液検査が行われる。一般的に GBS や CIDP では髄液蛋白が増加し，CIPN では髄液蛋白は正常ないし軽度増加となる。臨床症状，末梢神経伝導検査，髄液所見を参考に総合的に判断する。

（大熊　加恵）

第2章

総論

G 各薬剤による CIPN の症状

CIPN の原因薬剤として，白金製剤・タキサン系製剤・ビンカアルカロイド系製剤，ボルテゾミブやサリドマイドが知られているが，近年，多くのがん種で使用されている免疫チェックポイント阻害薬でも発症する。薬剤により末梢神経障害が起こるメカニズムが違うため，症状にも特徴がある[1]。白金製剤以外の殺細胞性抗がん薬の多くは，微小管阻害作用による軸索輸送障害であり，四肢末梢から始まる glove and stocking 型の感覚障害の分布を示すことが多い。感覚障害に加えて，筋力低下などの運動障害も起こり得る。神経症状は治療開始後すぐから出現し，薬剤の中止により徐々に回復するが不可逆的な障害を残すこともある[2]。

1. 白金製剤

脊髄後根神経節(dorsal root ganglion：DRG)における神経細胞の細胞死によって発生し，二次的に軸索と髄鞘が障害を受け感覚障害を呈する。軸索にはタンパク質を作るリボソームがないため，神経細胞体から軸索を通じてタンパク質を輸送する必要がある。そのため神経細胞体が消失すれば，軸索と髄鞘が再生することはなく，薬剤中止後も回復は困難なことが多い。軸索の短い神経細胞体も障害されることから，感覚障害は四肢末梢とともに体幹や顔面にも発生する[2]。

1) シスプラチン

アキレス腱反射の低下を伴う下肢優位の振動覚の低下が出現し，運動障害は少ない[3]。聴神経障害により高音域の感音性難聴も起こる。蓄積性があり，投与中止後も長期間症状が継続することが多い[4)5]。

2) オキサリプラチン

投与直後から起こる急性障害と慢性障害がある。急性障害は寒冷刺激により増悪する四肢末端や口唇周囲の知覚異常を特徴とし，一過性の嚥下困難や呼吸困難が出現することもある。急性障害は数日以内でほとんど消失するが，慢性障害は数カ月から数年継続することもある[6]。投与量が 800 mg/m² を超えると，感覚性の機能障害を伴う神経障害の頻度が高くなる。

3) カルボプラチン

通常量の使用では神経症状の出現は比較的少ない。高用量でシスプラチンと同様の症状が出現することもある[7]。

2. タキサン系製剤

1) パクリタキセル

混合性多発神経障害で，四肢の知覚異常を主体とし，1 回投与量と総投与量に相関する[8]。

その一方で，weekly レジメンのほうが tri-weekly レジメンよりも末梢神経障害が重篤化すると報告され，投与回数や一定期間の頻度が関与する可能性も指摘されている[9]~[11]。

神経障害性疼痛を伴うこともあり，進行すると四肢遠位部優位の灼熱感，全感覚に及ぶ感覚障害，感覚性運動障害，徐脈性不整脈などの自律神経症状も起こす[12]。

2）ドセタキセル

蓄積性の感覚障害・運動障害が出現するがパクリタキセルより頻度は少ないと報告されている[13]。

3. ビンカアルカロイド系製剤

1）ビンクリスチン

混合性の感覚・運動・自律神経障害をきたし，両側性が特徴である[14]。具体的には手指感覚異常，腱反射の減弱で発症し，便秘，排尿困難，嗄声，複視，顔面神経麻痺等も起こす。下肢よりも上肢に早く症状が出現し程度も強い。治療開始から数週間以内に起こり，投与中止後も長期間継続することが多いと報告されている[15]。

2）ビンブラスチン，ビノレルビン

ビンクリスチンと同様の症状が出現する。

4. 免疫チェックポイント阻害薬

免疫チェックポイント阻害薬による神経障害は，殺細胞性抗がん薬のように薬が直接神経に損傷を与えるわけではなく，免疫関連有害事象である。神経障害全体では，抗 CTLA-4 抗体薬で 3.8%，抗 PD-1 抗体薬で 6.1% と報告されている[16]。神経障害は，多様な臨床像をきたすため，日常生活に支障をきたすようなしびれや脱力感，関節痛などの症状が出現した場合は，投与時期にかかわらず，常に免疫関連有害事象も念頭に置き，早期に専門医へのコンサルトが重要である[17]。

（神林　祐子・縄田　修一）

●文献
1）Cavaletti G, Alberti P, Frigeni B, et al. Chemotherapy-induced neuropathy. Curr Treat Options Neurol. 2011; 13: 180-90.[PMID: 21191824]
2）河野　豊，永田博司.【薬物と神経筋障害　診断と治療の進歩】薬物による神経障害　末梢神経障害の機序. 日内会誌. 2007; 96: 1585-90.
3）Ongerboer de Visser BW, Tiessens G. Polyneuropathy induced by cisplatin. Prog Exp Tumor Res. 1985; 29: 190-6.[PMID: 2999870]
4）Mollman JE, Hogan WM, Glover DJ, et al. Unusual presentation of cis-platinum neuropathy. Neurology. 1988; 38: 488-90.[PMID: 3347355]
5）Grunberg SM, Sonka S, Stevenson LL, et al. Progressive paresthesias after cessation of therapy with very high-dose cisplatin. Cancer Chemother Pharmacol. 1989; 25: 62-4.[PMID: 2556219]
6）Argyriou AA, Polychronopoulos P, Iconomou G, et al. A review on oxaliplatin-induced peripheral nerve damage. Cancer Treat Rev. 2008; 34: 368-77.[PMID: 18281158]
7）Heinzlef O, Lotz JP, Roullet E. Severe neuropathy after high dose carboplatin in three patients receiving

multidrug chemotherapy. J Neurol Neurosurg Psychiatry. 1998; 64: 667-9.[PMID: 959868]

8) Mielke S, Sparreboom A, Steinberg SM, et al. Association of Paclitaxel pharmacokinetics with the development of peripheral neuropathy in patients with advanced cancer. Clin Cancer Res. 2005; 11: 4843-50.[PMID: 16000582]

9) Lee JJ, Swain SM. Peripheral neuropathy induced by microtubule-stabilizing agents. J Clin Oncol. 2006; 24: 1633-42.[PMID: 16575015]

10) Mielke S, Sparreboom A, Mross K. Peripheral neuropathy: a persisting challenge in paclitaxel-based regimes. Eur J Cancer. 2006; 42: 24-30.[PMID: 16293411]

11) Seidman AD, Berry D, Cirrincione C, et al. Randomized phase Ⅲ trial of weekly compared with every-3-weeks paclitaxel for metastatic breast cancer, with trastuzumab for all HER-2 overexpressors and random assignment to trastuzumab or not in HER-2 nonoverexpressors: final results of Cancer and Leukemia Group B protocol 9840. J Clin Oncol. 2008; 26: 1642-9.[PMID: 18375893]

12) Postma TJ, Vermorken JB, Liefting AJ, et al. Paclitaxel-induced neuropathy. Ann Oncol. 1995; 6: 489-94.[PMID: 7669713]

13) Hilkens PH, Verweij J, Stoter G, et al. Peripheral neurotoxicity induced by docetaxel. Neurology. 1996; 46: 104-8.[PMID: 8559354]

14) Haim N, Epelbaum R, Ben-Shahar M, et al. Full dose vincristine(without 2-mg dose limit)in the treatment of lymphomas. Cancer. 1994; 73: 2515-9.[PMID: 8174048]

15) Legha SS. Vincristine neurotoxicity. Pathophysiology and management. Med Toxicol. 1986; 1: 421-7.[PMID: 3540519]

16) Cuzzubbo S, Javeri F, Tissier M, et al. Neurological adverse events associated with immune checkpoint inhibitors: Review of the literature. Eur J Cancer. 2017; 73: 1-8.[PMID: 28064139]

17) 日本臨床腫瘍学会 編：がん免疫療法ガイドライン 第 2 版．p.43-46，金原出版，2019.

CIPN の評価

1．CIPN 評価の概要

　CIPN の評価は，定量的評価（機能評価・電気生理学検査）と質問紙評価（医療者評価・患者報告）に大別される。CIPN の主な病態である痛み・しびれ感は，細かいものをつまめない・手に持ったものを保持できず落としてしまうといった手指機能の障害，ふらつく・つまずくといった歩行機能の障害を引き起こす。さらに機能障害により，移動・食事・入浴などの日常生活活動（activities of daily living；ADL），家事や買い物などの手段的日常生活活動（instrumental activities of daily living；IADL）の障害が生じる。質問紙評価においては，痛みやうずきなどの自覚症状のほか，ADL や IADL の障害の程度も評価する場合が多いが，ADL や IADL に困難を感じるかどうかは，実際にその活動を日々行うかに依存し，就労職種や家事従事の程度など患者の生活様式にも大きく影響を受ける。そのため「CIPN が軽度であれば ADL・IADL の障害も軽度である」とは断定できない点に注意が必要である。50 論文 41 評価尺度を比較したシステマティックレビューにおいては，CTCAE など標準有害事象規準，患者報告アウトカム，疼痛尺度，定量的指標と自覚症状指標を含む複合総合評価指標といった尺度が検討されたが，特に神経障害性疼痛について CIPN に特化しない尺度やほかのがん疼痛尺度と重複しているものが多く，依然として正確な神経障害の病態把握や臨床的に問題視すべき症状閾値については評価できる尺度は開発されていないことが指摘されている[1]。

　CIPN の評価は症状の把握や代償的なアプローチを考えるうえで重要ではあるが，CIPN の臨床評価方法は確立していない。2,373 論文に使用された 117 の CIPN 評価をデルファイ評価したシステマティックレビュー論文においては，Patients Neurotoxicity Questionnaire（PNQ）が最も高く評価されたが，70％以上の医療者のコンセンサスを得られる CIPN 評価尺度はなかった[2]。CIPN の評価においては PRO の重要性が指摘されており，臨床試験における使用も増加傾向にあるが，機能評価を含む客観評価も CIPN の全容とその対処方法を把握するためには必要であり，妥当な評価方法に関しては今後も検討の余地がある段階である[3]。

2．定量的評価

　CIPN の症状は多様であり，定量的評価によりその性質を評価する。いずれも CIPN の確定診断のカットオフ値は設けられていないが，どの部位のどの感覚がどの程度障害されているか評価することで，代償的なアプローチを考察する手がかりとなる。

1）感覚機能評価

　静的触覚閾値の評価として，Semmes- Weinstein Monofilaments があり，閉眼下で太さの異なるフィラメントで刺激して，感じることのできた最小の刺激を評価し，触覚正常から防御知覚脱失までを評価する[4]。より簡便な方法として 10 g を感知可能か評価する方法もある[4,5]。

　また，障害を受けた受容器と神経線維の単位の評価として，ディスクリミネーターを用いた二点識別覚評価があり，間隔の異なる2本のピンが2本の刺激として感知できるかで分布密度を評価する。狭い間隔を感知できるほど，指先の器用さが保持されている。また高齢者では転倒者において間隔が広くなることが報告されている[6]。

　振動覚は tuning fork（音叉）で評価する。128 Hz の音叉の揺れが感知できなくなったところで「はい」と答えることで，どの程度の振動覚を感知できているか評価し，感覚性の運動障害の検知にも役立つ。10秒感知ができなかった場合，神経障害を疑う[7]。

2）運動機能評価

　移動能力の評価として Timed Up and Go や6分間歩行テストがある。いずれも患者が実際に立ち座りや歩行を行う評価であり，CIPN が歩行機能に及ぼす影響を評価でき，転倒リスクの検出に役立つ。また手指機能について Grooved Pegboard Test や Simple Test for Evaluating Hand Function を用いることで，CIPN が手の不器用さに及ぼす影響や疼痛誘発動作が評価できる。

3）電気生理学検査

　電気生理学検査は CIPN の検査としてのカットオフ値は確立していないが，CIPN により神経伝導検査における感覚振幅が特異的に下がることが報告されている[5,8]。また，電流知覚閾値（current perception threshold；CPT）について CPT 2000 Hz が CIPN の症状との相関を示している[9]。

3. 医療者による評価

　米国 National Cancer Institute（NCI）の Cancer Therapy Evaluation Program が公表したスケールである有害事象共通用語規準（Common Terminology Criteria for Adverse Events；CTCAE）が広く用いられている。2022年11月現在の最新版は ver5.0 であり Grade 1が症状なし，Grade 2が IADL 障害，Grade 3が ADL 障害である。簡便に評価できる一方で，その境界の判断が難しく，また評価者（医療者）の裁量が反映されやすく患者の自覚症状との乖離が指摘されている[10]。

　そのほか，客観的所見の有無と機能障害の程度を判定基準とした Eastern Cooperative Oncology Group（ECOG）scores[11]や，オキサリプラチン起因性末梢神経障害の評価に特化し7日以上の症状持続の有無を判定基準とした Debiopharm 社の神経症状-感覚性毒性基準（DEB-NTC）がある[12]。

4. 患者報告による評価

　CIPN に関する患者報告アウトカム（patient-reported outcome；PRO）のうち，最も使用されている評価尺度は European Organization for Research and Treatment of Cancer Quality of Life Questionnaire-CIPN twenty-item scale（QLQ-CIPN20）と Functional Assessment of Cancer Therapy/Gynecologic Oncology Group-Neurotoxicity（FACT-Ntx）であり，いずれも信頼性・妥当性が検証済みで NCI の専門家会議において臨床試験に使用することが推奨さ

れている[3]。

　QLQ-CIPN20 は EORTC-QLQ-C30 の追加モジュールであり，20 項目 4 件法で過去 7 日間の感覚，運動，自律神経を評価する。ただし自律神経機能は他ドメインとの相関が少なく独立した頻度を示すため，16 項目版や 15 項目版が開発されている[13][14]。

　FACT-Ntx は 38 項目の 5 件法尺度であり，過去 7 日間の身体・社会(家族)・感情・機能の健康と神経毒性について評価する。12 項目または 4 項目の簡易版も発行されている。類似する尺度にタキサン系抗がん薬の副作用症状評価に特化した FACT-Taxane がある[15]。

　また，より簡便な尺度として，感覚・運動障害を 5 件法で評価したうえでその生活障害についての詳細を評価する Patient Neurotoxicity Questionnaire(PNQ)[16]〜[18]や，CTCAE の患者報告版である PRO-CTCAE がある[19]。いずれも知覚鈍麻・異常感覚・疼痛といった症状の詳細な質についての評価には向かないが，日常生活への影響度により症状を自己評価できる尺度である。

　CIPN に特化しない痛みの尺度として，10 cm の線上に重症度を記載する Visual Analogue Scale，24 時間以内の痛みを 10 段階評価する Pain Intensity Numerical Rating Scale，痛みの頻度，強度，場所，質を問う Brief Pain Inventory がある[20]。Brief Pain Inventory に関しては短縮版の使用が臨床上推奨されており，最も強い痛み・最も弱い痛み・平均・最近・姿勢ごとの痛みについて 10 段階で自己評価する[21]。

　箸を使うなどの日本の生活背景を考慮したうえで，CIPN の多様な症状を評価し効果的なマネジメントを検討するための尺度として，本邦で「がんサバイバーの化学療法に関連する末梢神経障害の包括的評価尺度(CAS-CIPN)」が開発され，信頼性・妥当性が検証されている[22]。CAS-CIPN は，負の感情を伴う生活支障への脅威，手の巧緻動作障害，治療選択/マネジメントの自信，手掌・足底の感覚異常の 4 つの下位尺度から構成される，15 項目・4 件法の質問紙であり，FACT-Ntx と強い相関が認められている。質問紙は Web 申請により使用することが可能である。

5. 複合評価指標

　Total Neuropathy Score(TNS)は定量的指標と自覚症状指標を含む複合総合評価指標であり，自覚症状評価と膝蓋腱反射や握力測定などの定量的評価が含まれる。その内容により，modified TNS や TNS-clinical などいくつかのバージョンがあるが，いずれも CTCAE との相関が認められている[7][23]。

6. 結語

　CIPN の評価は，痛みの評価から神経学的評価まで多岐にわたるが，最も臨床上有用性の高い評価は患者報告である[24]。症状によっては CIPN か判断しがたいものもあるが，問診を通じて ADL・QOL への影響を評価し，心理影響や代償的アプローチも視野に入れて対処を考えることが望ましい。

(華井　明子)

●文献

1) Park SB, Alberti P, Kolb NA, et al. Overview and critical revision of clinical assessment tools in chemotherapy-induced peripheral neurotoxicity. J Peripher Nerv Syst. 2019; 24: S13-25.[PMID: 31647154]

2) McCrary JM, Goldstein D, Boyle F, et al; IN FOCUS Delphi working party. Optimal clinical assessment strategies for chemotherapy-induced peripheral neuropathy(CIPN): a systematic review and Delphi survey. Support Care Cancer. 2017; 25: 3485-93.[PMID: 28589310]

3) Dorsey SG, Kleckner IR, Barton D, et al. The National Cancer Institute Clinical Trials Planning Meeting for Prevention and Treatment of Chemotherapy-Induced Peripheral Neuropathy. J Natl Cancer Inst. 2019; 111: 531-7.[PMID: 30715378]

4) Dros J, Wewerinke A, Bindels PJ, et al. Accuracy of monofilament testing to diagnose peripheral neuropathy: a systematic review. Ann Fam Med. 2009; 7: 555-8.[PMID: 19901316]

5) Molassiotis A, Cheng HL, Lopez V, et al. Are we mis-estimating chemotherapy-induced peripheral neuropathy? Analysis of assessment methodologies from a prospective, multinational, longitudinal cohort study of patients receiving neurotoxic chemotherapy. BMC Cancer. 2019; 19: 132.[PMID: 30736741]

6) Melzer I, Benjuya N, Kaplanski J. Postural stability in the elderly: a comparison between fallers and non-fallers. Age Ageing. 2004; 33: 602-7.[PMID: 15501837]

7) Smith EM, Beck SL, Cohen J. The total neuropathy score: a tool for measuring chemotherapy-induced peripheral neuropathy. Oncol Nurs Forum. 2008; 35: 96-102.[PMID: 18192158]

8) Matsuoka A, Mitsuma A, Maeda O, et al. Quantitative assessment of chemotherapy-induced peripheral neurotoxicity using a point-of-care nerve conduction device. Cancer Sci. 2016; 107: 1453-7.[PMID: 27412083]

9) Griffith KA, Couture DJ, Zhu S, et al. Evaluation of chemotherapy-induced peripheral neuropathy using current perception threshold and clinical evaluations. Support Care Cancer. 2014; 22: 1161-9.[PMID: 24362842]

10) Nyrop KA, Deal AM, Reeder-Hayes KE, et al. Patient-reported and clinician-reported chemotherapy-induced peripheral neuropathy in patients with early breast cancer: Current clinical practice. Cancer. 2019; 125: 2945-54.[PMID: 31090930]

11) Cavaletti G, Jann S, Pace A, et al; Italian NETox Group. Multi-center assessment of the Total Neuropathy Score for chemotherapy-induced peripheral neurotoxicity. J Peripher Nerv Syst. 2006; 11: 135-41.[PMID: 16787511]

12) Inoue N, Ishida H, Sano M, et al. Discrepancy between the NCI-CTCAE and DEB-NTC scales in the evaluation of oxaliplatin-related neurotoxicity in patients with metastatic colorectal cancer. Int J Clin Oncol. 2012; 17: 341-7.[PMID: 21833683]

13) Rattanakrong N, Thipprasopchock S, Siriphorn A, et al. Reliability and Validity of the EORTC QLQ-CIPN20(European Organization for Research and Treatment of Cancer Quality of Life Questionnaire-Chemotherapy-Induced Peripheral Neuropathy 20-Item Scale)among Thai Women with Breast Cancer Undergoing Taxane-Based Chemotherapy. Asian Pac J Cancer Prev. 2022; 23: 1547-53.[PMID: 35633537]

14) Postma TJ, Aaronson NK, Heimans JJ, et al; EORTC Quality of Life Group. The development of an EORTC quality of life questionnaire to assess chemotherapy-induced peripheral neuropathy: the QLQ-CIPN20. Eur J Cancer. 2005; 41: 1135-9.[PMID: 15911236]

15) Cella D, Peterman A, Hudgens S, et al. Measuring the side effects of taxane therapy in oncology: the functional assesment of cancer therapy-taxane(FACT-taxane). Cancer. 2003; 98: 822-31.[PMID: 12910528]

16) Hausheer FH, Schilsky RL, Bain S, et al. Diagnosis, management, and evaluation of chemotherapy-induced peripheral neuropathy. Semin Oncol. 2006; 33: 15-49.[PMID: 16473643]

17) Shimozuma K, Ohashi Y, Takeuchi A, et al. Feasibility and validity of the Patient Neurotoxicity Questionnaire during taxane chemotherapy in a phase III randomized trial in patients with breast cancer: N-SAS BC 02. Support Care Cancer. 2009; 17: 1483-91.[PMID: 19330359]

18) Shimozuma K, Ohashi Y, Takeuchi A, et al. Taxane-induced peripheral neuropathy and health-related quality of life in postoperative breast cancer patients undergoing adjuvant chemotherapy: N-SAS BC 02, a randomized clinical trial. Support Care Cancer. 2012; 20: 3355-64.[PMID: 22584733]

19）U. S. Department of Health and Human Services FDA Center for Drug Evaluation and Research; U. S. Department of Health and Human Services FDA Center for Biologics Evaluation and Research; U. S. Department of Health and Human Services FDA Center for Devices and Radiological Health. Guidance for industry: patient-reported outcome measures: use in medical product development to support labeling claims: draft guidance. Health Qual Life Outcomes. 2006; 4: 79.[PMID: 17034633]

20）Cavaletti G, Cornblath DR, Merkies ISJ, et al; CI-PeriNomS Group, Mazzeo A, Pace A, Pessino A, et al. The chemotherapy-induced peripheral neuropathy outcome measures standardization study: from consensus to the first validity and reliability findings. Ann Oncol. 2013; 24: 454-62.[PMID: 22910842]

21）Cleeland CS. The Brief Pain Inventory: User Guide. The University of Texas MD Anderson Cancer Center. Houston, Texas, 2009

22）Kanda K, Fujimoto K, Mochizuki R, et al. Development and validation of the comprehensive assessment scale for chemotherapy-induced peripheral neuropathy in survivors of cancer. BMC Cancer. 2019; 19: 904.[PMID: 31506070]

23）Cavaletti G, Frigeni B, Lanzani F, et a; Italian NETox Group. The Total Neuropathy Score as an assessment tool for grading the course of chemotherapy-induced peripheral neurotoxicity: comparison with the National Cancer Institute-Common Toxicity Scale. J Peripher Nerv Syst. 2007; 12: 210-5.[PMID: 17868248]

24）Lustberg M, Loprinzi C(eds). Diagnosis, Management and Emerging Strategies for Chemotherapy-Induced Neuropathy: A MASCC Book. Springer, 2021.

I　CIPN 以外の神経に関係する障害

1. がん薬物療法に伴う中枢神経障害

　「がん薬物療法に伴う末梢神経障害マネジメントの手引き2017年版」[1]においては中枢神経に関しては取り扱わなかったが，本書では詳細は総論として記載することとした。以下に代表的病態を列挙する。

1）可逆性後頭葉白質脳症

　可逆性後頭葉白質脳症（posterior reversible encephalopathy syndrome；PRES）の概念は1996年にHincheyらが臓器移植後，免疫抑制療法中，急性高血圧脳症や子癇患者などで中枢神経症状を呈し2週間以内に回復した症例を報告したことに始まる[2]。薬剤投与の翌日〜数カ月後に頭痛，意識障害，痙攣，皮質盲をきたし多くは血圧上昇を伴う。数日〜数週間の経過で臨床的にも画像所見にも改善がみられ比較的予後は良好である。最近は後述する中毒性白質脳症よりも抗がん薬によるPRESの報告例のほうが多い。

　表1に薬物と症候の関係をまとめたが，極めて多種類の抗がん薬がPRESの原因となり，小分子物質，抗体薬を含むすべての抗がん薬にPRES発症の可能性があると考えられる[3]〜[11]。

　PRESの病態はまだ十分には解明されていないが，基礎疾患状態（子癇，移植後，敗血症など）や化学療法における血管内皮細胞障害により血液脳関門（Blood-brain barrier；BBB），血管収縮，血圧上昇，白血球の血管壁付着などの結果，血管性浮腫が起こるのではいかと推測されている。また低マグネシウム血症が誘因との説もある[12]。

　障害部位は後頭葉，頭頂葉の皮質下白質が高頻度に障害され，小脳，基底核，視床，脳幹も障害されることがある。この病変分布はposterior circulation領域（椎骨脳底動脈，後大脳動脈系）に一致しており，これはanterior circulation（中大脳動脈，前大脳動脈系）に比べて交感神経系の分布が少なく，血圧上昇に対応するこの部位の血圧のコントロールが不十分であるためと推測されている。

　小分子物質，抗体薬で血管内皮細胞増殖因子（vascular endothelial growth factor；VEGF）阻害作用を有する薬剤は血圧上昇や血管内皮細胞障害作用を有するためPRESを呈すると理解できる。具体的にはベバシズマブ，ラムシルマブ，ソラフェニブ，スニチニブ，エルロチニブ，パゾパニブ，アキシチニブ，レゴラフェニブなどである。また機序は明らかではないがゲフィチニブ，イマチニブ，リツキシマブ，ボルテゾミブ，さらには抗がん薬ではないがエリスロポエチン製剤，顆粒球コロニー刺激因子，造血幹細胞移植後などに投与される免疫抑制薬などでもPRESの報告がある。

　MRI画像所見では血管性浮腫に合致する画像となる。治療として過度の血圧上昇には降圧薬投与，痙攣には抗てんかん薬を投与するなどの対症療法を行う。また痙攣時（てんかん重積発作時など）には気道確保や人工呼吸など適切な全身管理を行う。2週間以内に神経症状が消失することが多いが，長期間後遺症が残存することもある。

表 1．がん薬物療法と代表的中枢神経障害

	可逆性後頭葉白質脳症 （PRES）	急性脳症 （遅延型脳症を含む）	中毒性 白質脳症
代謝拮抗薬			
フルオロウラシル	＋	＋	＋
メトトレキサート*1	＋	＋	＋
シタラビン*1	＋	＋	＋
ゲムシタビン	＋	＋	＋
殺細胞性抗がん薬			
シスプラチン	＋	＋	＋
エトポシド	＋	＋	－
シクロホスファミド	＋	－	－
イホスファミド	＋	＋	＋
タキサン系製剤*2	＋	＋	－
ビンクリスチン	＋	＋	＋
分子標的薬			
ソラフェニブ	＋（0.17）	－	－
スニチニブ	＋（0.22）	－	－
ゲフィチニブ	＋（0.04）	－	－
イマチニブ	＋（0.03）	－	－
レゴラフェニブ	＋（0.67）	－	－
パゾパニブ	＋（0.64）	－	－
アキシチニブ	＋（1.9）	－	－
抗体製剤			
ベバシズマブ	＋（1.0）	－	－
リツキシマブ	＋	－	－

＋：報告例がある，（　）内は頻度％として報告があるもの
－：検索した限りでは報告例がない
*1：全身投与でも髄液内投与でも報告がある
*2：パクリタキセル，ドセタキセルなど

（文献 11 より改変）

2）急性脳症（遅延型脳症を含む）

　抗がん薬投与後比較的早期に発症する脳症で PRES を除外したものをこれに含める。古い報告では PRES の病態をここに含めている可能性もある。薬剤ごとに発症機序や症状，経過はやや異なる可能性があるが，一般的症状は傾眠傾向，片麻痺，構音障害，痙攣，嚥下困難などである。

　メトトレキサート（MTX）による急性（当日〜翌日程度）あるいは遅延型（3 日後〜2 週間後程度）の脳症は MTX 髄腔内投与や高用量の全身投与での報告が多く，中枢悪性リンパ腫の治療中などにみられる。また急性白血病の治療として用いられる高用量のシタラビンを投与した場合も急性脳症を経験することがある。

　症状発症早期の MRI 拡散強調画像では，大脳半球白質に両側対称性の限局性浮腫を呈し，おそらく一過性の細胞毒性浮腫と考えられている。多くの症例ではほぼ完全に回復するが，稀に長期にわたる白質脳症になることがある[13]。

　急性脳症あるいは遅延型脳症を呈するとされる薬剤も**表1**にまとめたが，最近ではカペシタビンの報告が多い。この**表1**で示した薬剤以外にも造血器腫瘍の治療で用いられるL-アスパラギナーゼやブスルファンで報告がある。またフルダラビン，クラドリビン，ペントスタチンなどのプリンアナログも遅延型脳症を起こすことがある。

3）中毒性白質脳症

　脳，脊髄には脳表面を中心に神経細胞体が多数存在する灰白質とその深部に神経線維が主体の白質と呼ばれている部分がある。白質脳症は，この白質部分が障害される疾患であるが，前述のPRESと区別するため，ここでは中毒性白質脳症（以下白質脳症）と分類した。

　白質脳症を起こし得る抗がん薬としてフルオロウラシル（5FU）系が代表的でありカルモフール，テガフール，ドキシフルリジン，カペシタビン，テガフール・ウラシル，テガフール・ギメラシル・オテラシルなどが含まれる。またMTXでも報告例が多いが，それ以外の薬剤でも**表1**に示すように多くの抗がん薬が白質脳症を起こし得る。投与開始後1，2カ月での発症報告が多いが，1年後の発症報告もある[14]〜[18]。

　動物実験によると5FU系では，白質脳症はその代謝産物であるα-fluoro-β-alanine（FBAL）が第3脳室壁の脳弓柱に選択的に沈着・蓄積しアストロサイトの脂質代謝を障害して空胞を形成し，それによる慢性神経毒性によって髄鞘が障害されて起こるとされているが，これがヒトに当てはまるかどうかは不明である[19]。初発症状として，歩行時のふらつき，口のもつれ，物忘れ，が多いが，これは前述のPRESの初発症状（頭痛，意識障害，痙攣）とやや異なる。進行すると意識障害も発症することがある。

　鑑別疾患として白質を病変の主座とする病変として①白質ジストロフィー，②薬剤性を含む代謝脳症，③急性散在性脳脊髄炎（ADEM），④血管障害（Binswanger病，CADASILなど）があり，除外診断が必要である。

　中毒性白質脳症では髄液所見の異常がほとんどみられないことが鑑別の一助となる。MRI画像所見では細胞性浮腫を示唆する画像となりMRI画像上は脳梗塞の初期と類似しており鑑別が困難な場合もある。

　治療としては適切に診断し原因薬の投与を中止するのが重要である。副腎皮質ホルモン，脳圧低下薬，ビタミン剤などが投与されることがあるが効果は不明である。原因薬の中止後も数週間は症状が進行することがあるが，患者が生存していれば徐々にさまざまな程度に回復する。回復の速度や予後は進行度にもよる。

4）脊髄症および無菌性髄膜炎

　MTXやシタラビンの髄腔内投与で上行性対麻痺や四肢麻痺を呈する急性脊髄症を発症することがある。またMTXやシタラビンの髄腔内投与で無菌性髄膜炎を起こすことがある。薬剤投与数時間で頭痛，項部硬直，髄膜刺激症状，微熱などが出現し，髄液は軽度の細胞増多を示す。コルチコステロイドを併用すると無菌性髄膜炎の発症予防となる。セツキシマブ全身投与での報告もある。

5）脳血管系合併症

　脳出血はVEGFあるいはその受容体に作用するベバシズマブ，ラムシルマブ，スニチニブ，ソラフェニブ，パゾパニブなどで報告がある。脳梗塞はもともとがん患者で起こりやすく，がんに伴う血液凝固亢進が関与すると考えられている。上記VEGF作動系薬剤の投与

や，抗がん薬の投与でその頻度が高まると考えられている。

6）認知障害

がん患者では年齢をマッチさせた一般人と比較し，がん治療前より何らかの認知障害が認められることが多い[20)21)]。治療前から認知機能が低下している原因としては，がんの診断により生じた不安や抑うつといった心理精神的問題やその対処行動によって認知機能が影響を受ける可能性が指摘されている。

さらに抗がん薬，抗ホルモン療法薬を投与することでも認知障害を発生し得るといわれておりケモブレイン（chemobrain）とも呼ばれる。発症頻度の報告は 20〜70％程度とさまざまである。がん患者の認知障害は長期に持続し，治療終了後 20 年経過しても，存在するといわれる[22)]。

治療による認知障害の機序に関してはさまざまな検討がされている。多くの抗がん薬はBBB を通過しないといわれているが，実際には非常に少量ではあるが BBB を通過し，脳細胞にダメージを与えることが動物モデルでは示されている[23)]。これにより神経新生の障害，神経伝達物質の機能低下，海馬の機能低下が起こるのかもしれない。もちろん MTX や大量シタラビンなどのように BBB を通過させる目的の治療では中枢神経系に直接的なダメージを与える。

また抗ホルモン療法では，エストロゲンレベルやテストステロンレベルが低下することで認知機能障害を引き起こし得る。がん患者では持続的炎症がみられることが多く，この炎症も認知障害の一因と考えられている[24)]。

高齢，喫煙，肥満，運動不足などは認知障害のリスク因子と考えられている。また，抗がん薬に対する認知脆弱性は遺伝子的要因も大きいと考えられる[25)]。

予防に関してはリスク因子から推測すると，禁煙，適正体重，適度な運動は認知障害の予防になる可能性がある。また運動や認知リハビリテーションによる介入群では，非介入群より認知機能低下が軽度であったと報告されている[26)〜29)]。

7）せん妄

抗がん薬やそれと併用する副腎皮質ステロイド薬はせん妄を誘発し得る。これらの薬剤が直接，脳に作用した結果というよりは間接的な影響と考えられる。

意識がはっきりしないまま幻覚，妄想，興奮などを伴う症状は，一見，認知症と似ているので間違われることもある。認知症の症状は週単位ではほぼ一定であるが，せん妄の症状は1 日のうちでも変化しやすく，多くの場合，治療によって回復する。予防としては脱水，ベンゾジアゼピンなどのリスク要因を避け，治療としてはハロペリドール，リスペリドンなどの抗精神病薬を投与する。

（平山　泰生）

●文献

1）日本がんサポーティブケア学会編. がん薬物療法に伴う末梢神経障害マネジメントの手引き　2017年版. 金原出版, 2017.

2）Hinchey J, Chaves C, Appignani B, et al. A reversible posterior leukoencephalopathy syndrome. N Engl J Med. 1996; 334: 494-500.[PMID: 8559202]

3）How J, Blattner M, Fowler S, et al. Chemotherapy-associated Posterior Reversible Encephalopathy

Syndrome: A Case Report and Review of the Literature. Neurologist. 2016; 21: 112-7.[PMID: 27801773]

4）Marinella MA, Markert RJ. Reversible posterior leucoencephalopathy syndrome associated with anti-cancer drugs. Intern Med J. 2009; 39: 826-34.[PMID: 19220526]

5）Miaris N, Maltezou M, Papaxoinis G, et al. Posterior Reversible Encephalopathy Syndrome With Concurrent Nephrotic Syndrome in a Patient Treated With Pazopanib for Metastatic Renal Cell Carcinoma: Case Report and Review of the Literature. Clin Genitourin Cancer. 2017; 15: e99-103.[PMID: 27601362]

6）Rinne ML, Lee EQ, Wen PY. Central nervous system complications of cancer therapy. J Support Oncol. 2012; 10: 133-41.[PMID: 22542045]

7）Froklage FE, Reijneveld JC, Heimans JJ. Central neurotoxicity in cancer chemotherapy: pharmacogenetic insights. Pharmacogenomics. 2011; 12: 379-95.[PMID: 21449677]

8）Zukas AM, Schiff D. Neurological complications of new chemotherapy agents. Neuro Oncol. 2018; 20: 24-36.[PMID: 28992326]

9）Pavlidou E, Pavlou E, Anastasiou A, et al. Posterior reversible encephalopathy syndrome after intrathecal methotrexate infusion: a case report and literature update. Quant Imaging Med Surg. 2016; 6: 605-11.[PMID: 27942481]

10）Stone JB, DeAngelis LM. Cancer-treatment-induced neurotoxicity--focus on newer treatments. Nat Rev Clin Oncol. 2016; 13: 92-105.[PMID: 26391778]

11）平山泰生：【がん化学療法中の神経毒性にどう対処するか】中枢神経毒性の症状と対応. 医事新報. 2018; 4932: 28-33.

12）Shah RR. Anti-Angiogenic Tyrosine Kinase Inhibitors and Reversible Posterior Leukoencephalopathy Syndrome: Could Hypomagnesaemia Be the Trigger? Drug Saf. 2017; 40: 373-86.[PMID: 28181126]

13）笹崎義博, 浅見恵子, 内海治郎. 大量メソトレキセート静注による亜急性脳症の臨床的検討. 癌と化療. 1992; 19: 1851-7.

14）大越教夫, 金沢一郎, 中西孝雄, 他. 抗癌剤 carmofur により中枢神経障害を呈した 1 例. 内科. 1986; 58: 861-6.

15）田村英一, 多田宜正, 徳永恵子, 他. Carmofur 脳症. 現代医療. 1989; 21: 1762-7.

16）安江止治, 右島武一, 佐藤順一. 5FU 誘導体に起因すると思われる Toxic leucoencephalopathy の 1 例. Neurol Surg. 1985; 13: 1229-34.

17）葛原茂樹. 抗悪性腫瘍剤・カルモフールによる中枢神経系への副作用. 脳と神経. 1986; 38: 1197-200.

18）厚生労働省. 重篤副作用疾患別対応マニュアル：白質脳症. 平成 18 年 11 月. https://www.pmda.go.jp/files/000144961.pdf#search

19）Okeda R, Karakama T, Kimura S, T et al. Neuropathologic study on chronic neurotoxicity of 5-fluorouracil and its masked compounds in dogs. Acta Neuropathol. 1984; 63: 334-43.[PMID: 6433643]

20）Reid-Arndt SA, Matsuda S, Cox CR. Tai Chi effects on neuropsychological, emotional, and physical functioning following cancer treatment: a pilot study. Complement Ther Clin Pract. 2012; 18: 26-30. [PMID: 22196570]

21）Mandelblatt JS, Stern RA, Luta G, et al. Cognitive impairment in older patients with breast cancer before systemic therapy: is there an interaction between cancer and comorbidity? J Clin Oncol. 2014; 32: 1909-18.[PMID: 24841981]

22）Ahles TA, Saykin AJ, McDonald BC, et al. Longitudinal assessment of cognitive changes associated with adjuvant treatment for breast cancer: impact of age and cognitive reserve. J Clin Oncol. 2010; 28: 4434-40 [PMID: 20837957]

23）Ahles TA, Saykin AJ. Candidate mechanisms for chemotherapy-induced cognitive changes. Nat Rev Cancer. 2007; 7: 192-201.[PMID: 17318212]

24）Williams AM, Shah R, Shayne M, et al. Associations between inflammatory markers and cognitive function in breast cancer patients receiving chemotherapy. J Neuroimmunol. 2018; 314: 17-23.[PMID: 29128118]

25）Ahles TA, Li Y, McDonald BC, et al. Longitudinal assessment of cognitive changes associated with adjuvant treatment for breast cancer: the impact of APOE and smoking. Psychooncology. 2014; 23: 1382-90.[PMID: 24789331]

26）Mandelblatt JS, Jacobsen PB, Ahles T. Cognitive effects of cancer systemic therapy: implications for the care of older patients and survivors. J Clin Oncol. 2014; 32: 2617-26.［PMID: 25071135］

27）Sprod LK, Mohile SG, Demark-Wahnefried W, et al. Exercise and Cancer Treatment Symptoms in 408 Newly Diagnosed Older Cancer Patients. J Geriatr Oncol. 2012; 3: 90-7.［PMID: 22712028］

28）Von Ah D, Carpenter JS, Saykin A, et al. Advanced cognitive training for breast cancer survivors: a randomized controlled trial. Breast Cancer Res Treat. 2012; 135: 799-809.［PMID: 22918524］

29）Ercoli LM, Petersen L, Hunter AM, et al. Cognitive rehabilitation group intervention for breast cancer survivors: results of a randomized clinical trial. Psychooncology. 2015; 24: 1360-7.［PMID: 25759235］

2. 感覚器障害（聴覚，視覚，嗅覚など）

「がん薬物療法に伴う末梢神経障害マネジメントの手引き 2017 年版」において感覚器障害を取り扱わなかったが，本書では総論として記載することとした。代表的な感覚器障害として，聴覚障害，視覚障害，嗅覚障害について列挙する。

1）がん薬物療法による聴覚障害

化学療法により聴覚障害をきたす薬剤として白金製剤が挙げられるが，特にシスプラチンとの関係が強い。聴覚障害は蝸牛の感覚神経細胞の障害によって引き起こされ，基底部から始まる蝸牛の外有毛細胞に不可逆的な損傷を引き起こすことが知られている[1]。用量依存性の高周波感音難聴を特徴とし，通常，両側性で不可逆的であり，20〜75％の患者にみられる[2]。

シスプラチンによる細胞障害は，フリーラジカルの産生や過酸化脂質の産生が関与していると考えられており，外有毛細胞以外にも内有毛細胞，らせん神経節細胞，血管条における障害も報告されている。特に音声知覚に重要な高周波数の難聴から始まり，最終的には低周波数に影響を及ぼす可能性がある。長期生存者の約 40％が治療後中央値で 4〜10 年後に耳鳴りを報告している[3][4]。カルボプラチンでは約 5％，ビンカアルカロイド系製剤では耳毒性の可能性ははるかに低く，オキサリプラチンが耳毒性を引き起こすことはほとんどない。

主な症状は難聴と耳鳴りであるが，会話音域の聴力閾値上昇を伴わない場合は，障害があっても自覚症状に乏しいことが推定される。また，シスプラチン投与により高音部の閾値上昇が生じやすいものの，高齢者においては加齢性変化として起きるため，鑑別が難しい場合がある。小児においては自覚症状を表現するのが困難であるなど，聴覚の障害を適切に評価できておらず，潜在的に生じている可能性がある。

シスプラチンの累積投与量の増加がリスク因子となる。また，$10\ mg/m^2$ を 5 日間投与する方法と，$50\ mg/m^2$ を 1 日間投与する方法では，20 dB 以上の閾値上昇を認める割合がそれぞれ 21％，34％となり，1 回投与量が多いほうが聴覚障害につながると考えられている[5]。投与開始年齢については，より若年でのシスプラチン投与が行われているほど重症化しやすく，重症例での平均年齢が低いことが報告されている[6]。そのほかにも，聴覚障害が重症であるほど，投与開始年齢が低年齢である報告が散見されており，蝸牛ならびにその血管系が未熟であるために，化学療法の影響を受けやすいと考えられている。そのほかの聴覚障害の原因となる薬剤の併用（アミノグリコシド系薬剤，ループ利尿薬など）や，蝸牛や第Ⅷ脳神経への放射線照射などもリスク因子となり得る。

遺伝学的な背景も影響を与え，シスプラチン代謝に関与する酵素〔グルタチオン S-トランスフェラーゼ（GST），チオプリン S-メチルトランスフェラーゼ（TPMT），カテコール O-メ

チルトランスフェラーゼ（COMT）〕の遺伝的多型や，ERCC1/ERCC2，ACYP2，SLC16A5，WFS1などとの関連も示唆されている[7]。また，腎機能障害出現例において聴覚障害が起きやすいことも報告されており，小児における片腎例での聴覚検査での閾値上昇が報告されている。

　動物実験では難聴発症の予防に対する研究が多数存在し，D-メチオニン，アミノグアニジン，N-アセチルシステインなどの抗酸化物質が有用であると考えられている。これらの投与がシスプラチン投与により生じる内耳毒性の軽減（ABR閾値上昇の予防）につながっており，抗酸化物質がフリーラジカルの産生を抑えているものと考えられる。ヒトでの検討において，チオ硫酸ナトリウム（STS）がシスプラチン大量投与の際の，副作用軽減に有用である報告があるものの，現時点では臨床現場で予防法や治療法は確立しておらず，シスプラチン投与を受ける患者には事前の説明が重要である。

2）がん薬物療法による視覚障害

　テガフール・ギメラシル・オテラシルカリウムやタキサン系製剤などの涙道障害による流涙，シタラビンの結膜炎，タモキシフェンの視力低下（網膜の血管障害など），タキサン系製剤の視力低下（黄斑浮腫など）のように，殺細胞性抗がん薬にはさまざまな眼の有害事象が報告されている。また，分子標的薬でもALK阻害薬であるクリゾチニブによる視力低下や，免疫チェックポイント阻害薬のニボルマブによるぶどう膜炎の報告がある（表1）。

表1．抗がん薬と眼の有害事象

一般名	眼に関する有害事象
殺細胞性抗がん薬	
カペシタビン	結膜炎，角膜炎，流涙増加など
シスプラチン	視力低下，視野障害（球後視神経炎）
シタラビン	結膜炎
チオテパ	眼搔痒症
テガフール・ギメラシル・オテラシルカリウム	流涙（涙道障害），視力低下，眼痛，羞明（角膜炎，角膜潰瘍，角膜びらん）
デニロイキンジフチトクス	かすみ目，視野欠損，色覚異常など
テモゾロミド	かすみ目，眼瞼炎
ドセタキセル	視力異常，羞明，流涙（涙道障害），結膜炎など
パクリタキセル（アルブミン懸濁型）	視力異常，眼痛，眼乾燥，角膜炎，結膜炎，流涙（涙道障害），黄斑浮腫
パクリタキセル	黄斑浮腫，結膜炎，かすみ目，流涙（涙道障害），眼乾燥，網膜症など
フルオロウラシル	流涙（涙道障害），結膜炎
ベンダムスチン	眼搔痒症，角膜炎，流涙増加
免疫チェックポイント阻害薬	
アテゾリズマブ	結膜炎，かすみ目，眼乾燥，流涙増加
アベルマブ	眼痛，眼搔痒症，流涙増加，かすみ目など
イピリムマブ	ぶどう膜炎，虹彩毛様体炎など

一般名	眼に関する有害事象
ニボルマブ	眼乾燥，ぶどう膜炎，流涙増加，かすみ目，複視，角膜障害など
ペムブロリズマブ	流涙増加，眼乾燥，かすみ目，ぶどう膜炎など
分子標的薬	
アファチニブ （EGFR チロシンキナーゼ阻害薬）	結膜炎，かすみ目，眼乾燥，角膜炎，眼瞼炎，白内障など
アベマシクリブ （CDK4/6 阻害薬）	流涙増加，眼乾燥
イキサゾミブ （プロテアソーム阻害薬）	白内障，かすみ目，眼乾燥，結膜炎，眼刺激
イブルチニブ （ブルトン型チロシンキナーゼ阻害薬）	かすみ目，眼乾燥，視力低下など
エヌトレクチニブ （TRKA/B/C，ROS1 阻害薬）	かすみ目，羞明，複視など
エルロチニブ （EGFR チロシンキナーゼ阻害薬）	睫毛の長生化，睫毛乱生，結膜炎，眼乾燥，角膜炎，眼瞼炎など
エロツズマブ （抗 SLAMF7 抗体）	白内障，かすみ目など
エンコラフェニブ （BRAF 阻害薬）	網膜障害，ぶどう膜炎，かすみ目など
オシメルチニブ （EGFR チロシンキナーゼ阻害薬）	眼乾燥，結膜炎，かすみ目，眼瞼炎，角膜炎など
オビヌツズマブ （抗 CD20 抗体）	ドライアイ，眼充血，結膜炎
カルフィルゾミブ （プロテアソーム阻害薬）	眼出血
ギルテリチニブフマル （FLT3 阻害薬）	かすみ目，羞明，眼乾燥，視力低下など
クリゾチニブ （ALK/ROS1 阻害薬）	視力低下，光視症，かすみ目，複視，羞明など
ゲフィチニブ （EGFR チロシンキナーゼ阻害薬）	睫毛の長生化，睫毛乱生，結膜炎，眼瞼炎，角膜炎，角膜びらん，眼乾燥
セツキシマブ （抗 EGFR 抗体）	睫毛の長生化，睫毛乱生，結膜炎，眼瞼炎，角膜炎
セリチニブ （ALK チロシンキナーゼ阻害薬）	視力障害，かすみ目，光視症など
ダコミチニブ （EGFR/HER2/HER4 チロシンキナーゼ阻害薬）	結膜炎，かすみ目，眼乾燥，眼瞼炎，角膜炎，白内障など
ダブラフェニブ （BRAF 阻害薬）	かすみ目，ぶどう膜炎，網膜剥離など
トラスツズマブ （抗 HER2 抗体）	流涙増加，結膜炎，視力障害
トラスツズマブエムタンシン （抗 HER2 抗体結合薬）	視力障害，流涙増加，結膜炎，眼乾燥

一般名	眼に関する有害事象
トラスツズマブデルクステカン （抗 HER2 抗体結合薬）	ドライアイ
トラメチニブ （MEK 阻害薬）	かすみ目，ぶどう膜炎，網膜静脈閉塞，網膜剝離など 漿液性網膜剝離含む
ネシツムマブ （抗 EGFR 抗体）	結膜炎
パルボシクリブ （CDK4/6 阻害薬）	流涙増加，かすみ目，眼乾燥
ビニメチニブ （MEK 阻害薬）	網膜障害，ぶどう膜炎，かすみ目など 漿液性網膜剝離含む
フォロデシン （PNP 阻害薬）	眼精疲労，結膜炎など
ブリナツモマブ （CD3＋CD19 二重特異性抗体）	眼瞼浮腫，結膜出血，緑内障，眼痛，光視症，羞明，視力障害など
ペミガチニブ （FGFR 阻害薬）	眼乾燥，睫毛乱生，角膜炎，結膜炎，視野欠損，光視症，視力低下など 漿液性網膜剝離含む
ベムラフェニブ （BRAF 阻害薬）	ぶどう膜炎，流涙増加，眼乾燥，結膜炎，網膜静脈閉塞など
ポナチニブ （Bcr-Abl チロシンキナーゼ阻害薬）	角膜びらん，眼乾燥，かすみ目，眼痛，結膜炎，視力低下など 網膜動脈閉塞症，網膜静脈血栓症
ロルラチニブ （ALK チロシンキナーゼ阻害薬）	視覚障害
ホルモン療法薬	
エンザルタミド	流涙増加
タモキシフェン	視力低下，角膜の変化，白内障，網膜症など
トレミフェン	視覚障害

　神経障害が原因となるものには，シスプラチンの球後視神経炎がある（0.1％未満）。症状としては視力低下や視野障害に，眼の痛みを伴う。また，中枢神経への障害として，可逆性後頭葉白質脳症（posterior reversible encephalopathy syndrome；PRES）と呼ばれ，視覚障害，失明などの急性神経障害を呈する病態が徐々に報告されるようになってきた。これは，急激な血圧の変化による血管内皮損傷により血管性浮腫が引き起こされ，血液脳関門の障害につながっている。脳の後領域は，交感神経の緊張と血圧の自己調節が低下しているため，最も損傷を受けやすい部位である。両側の頭頂葉-後頭葉において障害を受けやすく，リスク因子としては，高血圧症，腎障害，自己免疫疾患，高用量抗悪性腫瘍療法，同種幹細胞移植，固形臓器移植，免疫抑制薬（例：シクロスポリン）などがある。治療としては厳格な血圧管理が重要であり，抗がん薬治療の中止と，発作が起きた場合の抗てんかん治療など適切な支持療法が重要である[8]。

3）がん薬物療法による嗅覚障害

　気導性嗅覚障害は，副鼻腔の物理的な障害により，におい分子が嗅上皮に到達できずに生じる。嗅覚障害を主訴とする患者の中で最も頻度が高いのは，慢性副鼻腔炎による気導性嗅覚障害である。神経性嗅覚障害は，嗅上皮や嗅神経自体の障害により生じ，感冒や外傷が原因疾患となる。中枢性嗅覚障害は，嗅球から嗅索，大脳前頭葉に至る頭蓋内の障害による嗅覚障害で，神経変性疾患（外傷性・脳腫瘍・認知症など）が原因疾患となる。薬剤性嗅覚障害としては，神経性嗅覚障害および中枢性嗅覚障害が指摘されている[9]。

　薬剤性嗅覚障害の原因として化学療法が報告されており，特にテガフール・ウラシルとの因果関係がよく知られているが，化学療法以外にも原因となり得る薬剤はβ阻害薬，Ca阻害薬，ACE阻害薬などの高血圧薬，脂質異常薬，抗菌薬など多岐にわたる。しかしながら，薬剤性の嗅覚障害の機序は嗅上皮の変性に由来し，CIPNのような化学療法由来の神経障害ではないと考えられている。一方で，神経障害の原因としては外傷，脳腫瘍，脳出血などの気質的な変化やパーキンソン病やアルツハイマー型認知症などの神経変性疾患との因果関係が指摘されている[10]。

　神経性嗅覚障害では現時点でエビデンスをもって治療効果が認められている薬物療法はないが，帰芍薬散などの漢方薬や亜鉛製剤，ビタミン剤等が経験的に使用されている。

（古川　孝広）

●文献
1）Schacht J, Talaska AE, Rybak LP. Cisplatin and aminoglycoside antibiotics: hearing loss and its prevention. Anat Rec（Hoboken）. 2012; 295: 1837-50.［PMID: 23045231］
2）Chovanec M, Abu Zaid M, Hanna N, et al. Long-term toxicity of cisplatin in germ-cell tumor survivors. Ann Oncol. 2017; 28: 2670-9.［PMID: 29045502］
3）Frisina RD, Wheeler HE, Fossa SD, et al. Comprehensive Audiometric Analysis of Hearing Impairment and Tinnitus After Cisplatin-Based Chemotherapy in Survivors of Adult-Onset Cancer. J Clin Oncol. 2016; 34: 2712-20.［PMID: 27354478］
4）Haugnes HS, Stenklev NC, Brydøy M, et al. Hearing loss before and after cisplatin-based chemotherapy in testicular cancer survivors: a longitudinal study. Acta Oncol. 2018; 57: 1075-83.［PMID: 29384420］
5）斎藤　等，斎藤　章，日向　誠. シスプラチンの聴力障害. 耳鼻臨床. 1984; 77: 1387-93.
6）Chang KW, Chinosornvatana N. Practical grading system for evaluating cisplatin ototoxicity in children. J Clin Oncol. 2010; 28: 1788 95.［PMID: 20194861］
7）Choeyprasert W, Sawangpanich R, Lertsukprasert K, et al. Cisplatin-induced ototoxicity in pediatric solid tumors: the role of glutathione S-transferases and megalin genetic polymorphisms. J Pediatr Hematol Oncol. 2013; 35: e138-43.［PMID: 23274376］
8）Jordan B, Margulies A, Cardoso F, et al; ESMO Guidelines Committee. EONS Education Working Group. EANO Guideline Committee. Systemic anticancer therapy-induced peripheral and central neurotoxicity: ESMO-EONS-EANO Clinical Practice Guidelines for diagnosis, prevention, treatment and follow-up. Ann Oncol. 2020; 31: 1306-19.［PMID: 32739407］
9）森　恵莉. 嗅覚の基礎と臨床. 日耳鼻会報. 2020; 123: 557-62.
10）篠　美紀，滝口修平，櫛橋幸民，他. 薬剤性嗅覚障害の臨床的検討. 日味と匂会誌. 2011; 18: 609-12.

J 臨床における諸問題

1. CIPN における被疑薬の減量あるいは中止について

用語の定義

Delay（延期）：CIPN の症状が停滞または改善することを期待して，化学療法の投与を一時的に控えること。数日から数週間の間に症状がどのように変化するかを評価することができる。Relative dose intensity（RDI）を低下させるが，通常は総投与量を減少させない。

Decreasing（減量）：症状を安定させたり，CIPN の進行速度を遅らせたりするために用いられる投与法。一般的に RDI と総投与量の両方を減少させる。

Discontinuation（中止）：原病の増悪・再発や重篤な有害事象により，治療の継続が許容できないときに当該治療を中止すること。

　化学療法施行中に CIPN が増悪した場合，CIPN に対する根本的な治療法がないため，被疑薬（白金製剤，タキサン系製剤，ビンクリスチン，ボルテゾミブなど）の投与の延期，減量あるいは中止が現実的なマネジメント法の一つになっており，ASCO のガイドラインでも推奨されている[1]〜[3]。CIPN の程度が用量依存性であることや OPTIMOX1 試験の結果からも減量や中止が支持される[4]〜[6]。しかし，いつ，どのように変更するかについての一貫した見解はなく，治療法変更のメリットやリスクを理解する必要がある。

　タキサン系の化学療法に関して，CIPN が原因となる延期・減量・中止の頻度はそれぞれ2〜26％（中央値8％）・2〜36％（9％）・4〜29％（9％）と報告されている[7]〜[15]。一方，プラチナ製剤は，それぞれ2〜38％（8％）・13〜20％（17％）・0〜13％（3％）と報告されているが[16]〜[22]，記載のない項目や正確に読み取りにくい項目も多く，レジメンのサイクル周期や投与量，投与期間が異なるため一定した見解を得にくい。

　大腸がん以外では，効果を落とさずに被疑薬のみを中断できたとする報告はない。RDI の低下が，全生存期間[23]〜[29]，無増悪生存期間[30]，無再発生存期間[31]，奏効率[32]を悪化させるという報告が多数ある。したがって，その他の進行固形がん患者において CIPN 症状が強い場合，適切な代替薬が存在するのであれば変更することが望ましいが，代替薬が存在しない場合は被疑薬の減量や中止を考慮することになる。補助化学療法に関しては，プール解析の結果ではあるが投与期間が全生存期間に影響しないデザインも報告されている[33][34]。これらを踏まえて，被疑薬の延期・減量・中止が抗腫瘍効果にも影響することについてのインフォームドコンセントが必要となる。

　治療回数が計画されている術後補助療法や治癒目的の血液腫瘍治療では，被疑薬の減量や中止は慎重に検討するべきである。これらは治癒を目指せるため治療を完遂することにより QOL の低下を上回るメリットが得られる可能性がある。被疑薬の中止後は CIPN の症状は

ゆっくりと回復することが多いが，一部の患者では継続する[35)36)]。

　化学療法に関する臨床試験では，中等度（Grade 2）のCIPNが発症した際には減量，重度（Grade 3）では投与の延期もしくは中止するように設定されていることが多い。しかし，この設定は予後や治療目的等への影響を考慮してつくられたものではない。実臨床においては，評価法によるGrade分類だけではなく，治療の目的（緩和的なのか根治を目指しているのか）や患者の価値観を傾聴し，何を重視しているか（例えば書道など手を使う趣味を大切にしているのか，あるいはQOLよりも効果を重視しているか）など患者ごとに判断する必要がある。患者が最大に許容できるCIPNを把握し，今後のCIPNの経過を予測したうえで延期・減量・中止などの治療変更を行うことが望ましい[37)]。

（吉田　陽一郎）

第2章　総論

●文献

1）Loprinzi CL, Lacchetti C, Bleeker J, et al. Prevention and Management of Chemotherapy-Induced Peripheral Neuropathy in Survivors of Adult Cancers: ASCO Guideline Update. J Clin Oncol. 2020; 38: 3325-48.［PMID: 32663120］

2）Hershman DL, Lacchetti C, Dworkin RH, et al; American Society of Clinical Oncology. Prevention and management of chemotherapy-induced peripheral neuropathy in survivors of adult cancers: American Society of Clinical Oncology clinical practice guideline. J Clin Oncol. 2014; 32: 1941-67.［PMID: 24733808］

3）Derman BA, Davis AM. Recommendations for Prevention and Management of Chemotherapy-Induced Peripheral Neuropathy. JAMA. 2021; 326: 1058-9.［PMID: 34546311］

4）Jones SE, Erban J, Overmoyer B, et al. Randomized phase Ⅲ study of docetaxel compared with paclitaxel in metastatic breast cancer. J Clin Oncol. 2005; 23: 5542-51.［PMID: 16110015］

5）Alberts DS, Noel JK. Cisplatin-associated neurotoxicity: can it be prevented? Anticancer Drugs. 1995; 6: 369-83.［PMID: 7670134］

6）Tournigand C, Cervantes A, Figer A, et al. OPTIMOX1: a randomized study of FOLFOX4 or FOLFOX7 with oxaliplatin in a stop-and-Go fashion in advanced colorectal cancer--a GERCOR study. J Clin Oncol. 2006; 24: 394-400.［PMID: 16421419］

7）Bhatnagar B, Gilmore S, Goloubeva O, et al. Chemotherapy dose reduction due to chemotherapy induced peripheral neuropathy in breast cancer patients receiving chemotherapy in the neoadjuvant or adjuvant settings: a single-center experience. Springerplus. 2014; 3: 366.［PMID: 25089251］

8）Hershman DL, Weimer LH, Wang A, et al. Association between patient reported outcomes and quantitative sensory tests for measuring long-term neurotoxicity in breast cancer survivors treated with adjuvant paclitaxel chemotherapy. Breast Cancer Res Treat. 2011; 125: 767-74.［PMID: 21128110］

9）Nyrop KA, Deal AM, Reeder-Hayes KE, et al. Patient-reported and clinician-reported chemotherapy-induced peripheral neuropathy in patients with early breast cancer: Current clinical practice. Cancer. 2019; 125: 2945-54.［PMID: 31090930］

10）Sánchez-Barroso L, Apellaniz-Ruiz M, Gutiérrez-Gutiérrez G, et al. Concomitant Medications and Risk of Chemotherapy-Induced Peripheral Neuropathy. Oncologist. 2019; 24: e784-92.［PMID: 30470691］

11）Scheithauer W, Ramanathan RK, Moore M, et al. Dose modification and efficacy of nab-paclitaxel plus gemcitabine vs. gemcitabine for patients with metastatic pancreatic cancer: phase Ⅲ MPACT trial. J Gastrointest Oncol. 2016; 7: 469-78.［PMID: 27284481］

12）Simon NB, Danso MA, Alberico TA, et al. The prevalence and pattern of chemotherapy-induced peripheral neuropathy among women with breast cancer receiving care in a large community oncology practice. Qual Life Res. 2017; 26: 2763-72.［PMID: 28664460］

13）Speck RM, Sammel MD, Farrar JT, et al. Impact of chemotherapy-induced peripheral neuropathy on treatment delivery in nonmetastatic breast cancer. J Oncol Pract. 2013; 9: e234-40.［PMID: 23943894］

14）Hertz DL, Kidwell KM, Vangipuram K, et al. Paclitaxel Plasma Concentration after the First Infusion

Predicts Treatment-Limiting Peripheral Neuropathy. Clin Cancer Res. 2018; 24: 3602-10.[PMID: 29703818]

15) Timmins HC, Li T, Trinh T, Kiernan MC, et al. Weekly Paclitaxel-Induced Neurotoxicity in Breast Cancer: Outcomes and Dose Response. Oncologist. 2021; 26: 366-74.[PMID: 33523545]

16) Ali R, Baracos VE, Sawyer MB, et al. Lean body mass as an independent determinant of dose-limiting toxicity and neuropathy in patients with colon cancer treated with FOLFOX regimens. Cancer Med. 2016; 5: 607-16.[PMID: 26814378]

17) Storey DJ, Sakala M, McLean CM, et al. Capecitabine combined with oxaliplatin (CapOx) in clinical practice: how significant is peripheral neuropathy? Ann Oncol. 2010; 21: 1657-61.[PMID: 20089559]

18) Gibson MK, Li Y, Murphy B, et al; Eastern Cooperative Oncology Group. Randomized phase Ⅲ evaluation of cisplatin plus fluorouracil versus cisplatin plus paclitaxel in advanced head and neck cancer (E1395): an intergroup trial of the Eastern Cooperative Oncology Group. J Clin Oncol. 2005; 23: 3562-7.[PMID: 15908667]

19) Dank M, Zaluski J, Barone C, et al. Randomized phase Ⅲ study comparing irinotecan combined with 5-fluorouracil and folinic acid to cisplatin combined with 5-fluorouracil in chemotherapy naive patients with advanced adenocarcinoma of the stomach or esophagogastric junction. Ann Oncol. 2008; 19: 1450-7.[PMID: 18558665]

20) Dogliotti L, Cartenì G, Siena S, et al. Gemcitabine plus cisplatin versus gemcitabine plus carboplatin as first-line chemotherapy in advanced transitional cell carcinoma of the urothelium: results of a randomized phase 2 trial. Eur Urol. 2007; 52: 134-41.[PMID: 17207911]

21) Tewari KS, Sill MW, Long HJ 3rd, et al. Improved survival with bevacizumab in advanced cervical cancer. N Engl J Med. 2014; 370: 734-43.[PMID: 24552320]

22) Beijers AJ, Mols F, Tjan-Heijnen VC, et al. Peripheral neuropathy in colorectal cancer survivors: the influence of oxaliplatin administration. Results from the population-based PROFILES registry. Acta Oncol. 2015; 54: 463-9.[PMID: 25417732]

23) Cespedes Feliciano EM, Chen WY, Lee V, et al. Body Composition, Adherence to Anthracycline and Taxane-Based Chemotherapy, and Survival After Nonmetastatic Breast Cancer. JAMA Oncol. 2020; 6: 264-70.[PMID: 31804676]

24) Loibl S, Skacel T, Nekljudova V, et al. Evaluating the impact of Relative Total Dose Intensity (RTDI) on patients' short and long-term outcome in taxane- and anthracycline-based chemotherapy of metastatic breast cancer- a pooled analysis. BMC Cancer. 2011; 11: 131.[PMID: 21486442]

25) de Morrée ES, Vogelzang NJ, Petrylak DP, et al. Association of Survival Benefit With Docetaxel in Prostate Cancer and Total Number of Cycles Administered: A Post Hoc Analysis of the Mainsail Study. JAMA Oncol. 2017; 3: 68-75.[PMID: 27560549]

26) Hanna RK, Poniewierski MS, Laskey RA, et al. Predictors of reduced relative dose intensity and its relationship to mortality in women receiving multi-agent chemotherapy for epithelial ovarian cancer. Gynecol Oncol. 2013; 129: 74-80.[PMID: 23262376]

27) Bosly A, Bron D, Van Hoof A, et al. Achievement of optimal average relative dose intensity and correlation with survival in diffuse large B-cell lymphoma patients treated with CHOP. Ann Hematol. 2008; 87: 277-83.[PMID: 17952688]

28) Mateos MV, Richardson PG, Dimopoulos MA, et al. Effect of cumulative bortezomib dose on survival in multiple myeloma patients receiving bortezomib-melphalan-prednisone in the phase Ⅲ VISTA study. Am J Hematol. 2015; 90: 314-9.[PMID: 25557740]

29) Denduluri N, Lyman GH, Wang Y, et al. Chemotherapy Dose Intensity and Overall Survival Among Patients With Advanced Breast or Ovarian Cancer. Clin Breast Cancer. 2018; 18: 380-6.[PMID: 29622384]

30) Olawaiye AB, Java JJ, Krivak TC, et al. Does adjuvant chemotherapy dose modification have an impact on the outcome of patients diagnosed with advanced stage ovarian cancer? An NRG Oncology/Gynecologic Oncology Group study. Gynecol Oncol. 2018; 151: 18-23.[PMID: 30135020]

31) Veitch ZWN, Omar FK, Derek T, et al. Adjustments in relative dose intensity (RDI) for FECD chemotherapy in breast cancer: A population analysis. J Clin Oncol. 2017; 35: 547.

32) Lepage E, Gisselbrecht C, Haioun C, et al. Prognostic significance of received relative dose intensity in non-Hodgkin's lymphoma patients: application to LNH-87 protocol. The GELA. (Groupe d'Etude des

Lymphomes de l'Adulte). Ann Oncol. 1993; 4: 651-6.[PMID: 7694634]

33) André T, Meyerhardt J, Iveson T, et al. Effect of duration of adjuvant chemotherapy for patients with stage Ⅲ colon cancer(IDEA collaboration): final results from a prospective, pooled analysis of six randomised, phase 3 trials. Lancet Oncol. 2020; 21: 1620-9.[PMID: 33271092]

34) Shulman LN, Cirrincione CT, Berry DA, et al. Six cycles of doxorubicin and cyclophosphamide or Paclitaxel are not superior to four cycles as adjuvant chemotherapy for breast cancer in women with zero to three positive axillary nodes: Cancer and Leukemia Group B 40101. J Clin Oncol. 2012; 30: 4071-6.[PMID: 22826271]

35) Land SR, Kopec JA, Cecchini RS, et al. Neurotoxicity from oxaliplatin combined with weekly bolus fluorouracil and leucovorin as surgical adjuvant chemotherapy for stage Ⅱ and Ⅲ colon cancer: NSABP C-07. J Clin Oncol. 2007; 25: 2205-11.[PMID: 17470850]

36) du Bois A, Lück HJ, Meier W, et al; Arbeitsgemeinschaft Gynäkologische Onkologie Ovarian Cancer Study Group. A randomized clinical trial of cisplatin/paclitaxel versus carboplatin/paclitaxel as first-line treatment of ovarian cancer. J Natl Cancer Inst. 2003; 95: 1320-9.[PMID: 12953086]

37) Hertz DL, Childs DS, Park SB, et al. Patient-centric decision framework for treatment alterations in patients with Chemotherapy-induced Peripheral Neuropathy(CIPN). Cancer Treat Rev. 2021; 99: 102241.[PMID: 34174668]

2. デュロキセチン

添付文書による効能・効果

うつ病・うつ状態，糖尿病性神経障害に伴う疼痛，線維筋痛症に伴う疼痛，慢性腰痛症，変形性関節症に伴う疼痛

投与量

糖尿病性神経障害に伴う疼痛には1日1回朝食後40 mgを投与する。投与は1日20 mgから開始し，1週間以上の間隔を空けて増量をする。効果不十分な場合は1日60 mgまで増量可能である。

CIPNに対する確立された投与量はないが，Hirayamaらの臨床試験では上記同様にデュロキセチン20 mg朝食後1回投与を1週間，その後40 mg朝食後1回に増量している[1]。また，Smithらは30 mgを1週間投与した後，60 mgに増量して4週間投与している[2]。

作用機序

デュロキセチンは，セロトニンおよびノルアドレナリンの再取り込みを阻害し，下行性疼痛抑制系神経を賦活することで疼痛を抑制する(図1)。

神経細胞間のシナプス間隙においてセロトニンやノルアドレナリンなどが情報を介在する。これらがシナプス末端から再取り込みされることにより，シナプス間隙のセロトニンやノルアドレナリン量は調整されている。シナプス間隙にセロトニンやノルアドレナリンが少ない状態だとシナプス後神経に刺激が伝わりにくい。デュロキセチンは，セロトニンやノルアドレナリンの再取り込み部分に蓋をする形で再取り込みを抑制し，シナプス間隙のセロトニンやノルアドレナリン濃度を高める。

抗うつ作用：デュロキセチンは脳内の神経シナプス間隙のセロトニン，ノルアドレナリン濃度を高め，脳神経細胞を活性化することにより抗うつ効果を発揮する。

鎮痛作用：侵害受容器からの痛み刺激を中枢に伝えるのがAβ線維，Aδ線維，C線維であり，神経障害性疼痛にもこれらの神経障害が関与する。脊髄後角で一回神経を乗り換え，

●投与前　　　　　　　　　　　　　　　　　　●投与後

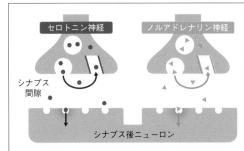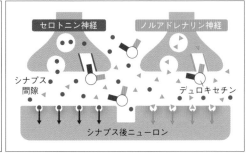

図1. デュロキセチンの作用機序
（平山泰生. がん薬物療法に伴う末梢神経障害（CIPN）. ナーシング. 2016；36：20-4 より引用）

表1. デュロキセチンおよびプラセボ投与における Grade 2，3 の有害事象

有害事象，%	デュロキセチン		プラセボ	
	Grade 2	Grade 3	Grade 2	Grade 3
めまい	2	1	1	0
食欲不振	3	0	1	0
悪心	4	1	3	0
眠気	3	0	8	0
倦怠感	6	1	5	0
不眠	4	1	5	2

（文献2より）

脳に向かう（上行性疼痛伝導系）。一方，脳からは下行性疼痛抑制系神経が走っており，この神経が活性化することで疼痛が軽減する。デュロキセチンはこの下行性疼痛抑制系神経の刺激を強めることで疼痛を抑制する。

有害事象

　330名に投与を行ったSmithらの報告における，デュロキセチン30 mgを1週間投与後に60 mgを4週間投与した群およびプラセボ群における有害事象を**表1**に示す[2]。彼らの報告によると，両群で有害事象に明らかな相違はない。

　国内添付文書によると，禁忌は高度の肝障害，高度の腎障害，コントロール不良の閉塞隅角緑内障等である。注意事項は24歳以下の患者で自殺念慮，自殺企図のリスク増加などである。糖尿病性神経障害に伴う疼痛に対して投与した場合の有害事象は頻度の高いものから，傾眠21.6％，悪心14.0％，便秘5.3％，倦怠感5.3％であった。眠気，めまいなどが起こることがあるので，自転車運転など危険を伴う機械を操作する際には十分注意させる。また，これらの症状を自覚した場合は自動車の運転などをしないよう患者に指導する。

注意すべき併用薬

　禁忌はモノアミン酸化酵素（MAO）阻害薬（作用増強），併用注意はピモジド（不整脈），アルコール（中枢神経抑制作用増強），中枢神経抑制薬（中枢神経抑制作用増強），メチルチオニニウム（セロトニン症候群*），フルボキサミン（デュロキセチン血中濃度上昇），シプロフロキサシン（デュロキセチン血中濃度上昇），エノキサシン（デュロキセチン血中濃度上昇），三

環系抗うつ薬(三環系抗うつ薬血中濃度上昇)，抗不整脈薬(抗不整脈薬血中濃度上昇)，パロキセチン(デュロキセチン血中濃度上昇)，セロトニン作用薬(セロトニン症候群*)，ワルファリンカリウム(ワルファリン血中遊離濃度上昇)，非ステロイド系抗炎症薬(出血傾向増強)などである。

*セロトニン症候群：脳内のセロトニン過剰による症状。自律神経症状としては体温上昇，異常発汗，心拍数増加，悪心，下痢など，神経筋肉症状としてはミオクローヌス，筋強剛，振戦など，精神症状としては混乱，興奮などが挙げられる。

※薬理作用に基づく医薬品の適応外事例について

　添付文書上は上記の通りであるが，適応外使用に係る保険診療上の取扱いについて，デュロキセチン塩酸塩を神経障害性疼痛に対して処方した場合，当該使用事例が審査上認められることがある(厚生労働省保険局令和5年2月27日通知)。

(中島　寿久)

● 文献

1) Hirayama Y, Ishitani K, Sato Y, et al. Effect of duloxetine in Japanese patients with chemotherapy-induced peripheral neuropathy: a pilot randomized trial. Int J Clin Oncol. 2015; 20: 866-71.[PMID: 25762165]
2) Smith EM, Pang H, Cirrincione C, et al; Alliance for Clinical Trials in Oncology. Effect of duloxetine on pain, function, and quality of life among patients with chemotherapy-induced painful peripheral neuropathy: a randomized clinical trial. JAMA. 2013; 309: 1359-67.[PMID: 23549581]
3) 平山泰生. がん薬物療法に伴う末梢神経障害(CIPN). ナーシング. 2016; 36: 20-4.

3. 化学療法誘発性急性神経障害について

　化学療法誘発性急性神経障害をきたす代表的な薬剤としてオキサリプラチンとパクリタキセルが挙げられる。オキサリプラチンによる末梢神経障害は，治療継続中に発現し，ゆっくりと増悪する慢性神経障害のほかに，毎回の投与直後から数日以内にみられる急性神経障害が存在する。また，パクリタキセルなどタキサン系製剤投与後数日で発症する疼痛はタキサン急性疼痛症候群(taxane acute pain syndrome；TAPS)などと呼ばれ，筋肉痛と推定されていたが，近年この疼痛が神経障害性疼痛の可能性があると報告されている[1)2)]。本項ではこれら急性症状に関して概説する。

1) オキサリプラチン

　ほかの白金製剤には認められないオキサリプラチン特有の急性副作用として，投与直後から1，2日以内に多くの症例(85～94％)で，手，足や口唇周囲部の異常感覚が現れる[3)4)]。手，咽頭，口周囲，足の順で症状出現頻度が高く[5)]，1，2％の症例では，呼吸困難感や嚥下障害感を伴う咽頭喉頭の絞扼感が現れることがある。いずれも投与後数時間から数日で回復する。客観的には気管支攣縮や嚥下，呼吸機能の異常は認められないが，自覚的に重症感を伴うので患者がパニックとなることもある。

　オキサリプラチンの急性神経障害の詳細な発症機序は解明されていないが，オキサリプラ

チンが後根神経節細胞に蓄積することによって起こる慢性期のものとは異なると考えられている。オキサリプラチンから脱離したオキサレート基が，電位依存性 Na^+ チャネルに作用し，神経細胞の興奮性を増加させることによって起こると推測されている[6)7)]。

　患者に対しては，これらの末梢神経症状，咽頭喉頭感覚異常は，特に低温への曝露により誘発または悪化すること，本剤の投与ごとに現れるが多くは自然に回復することを十分説明するとともに，投薬後 1 週間程度は冷たい飲み物や氷の使用を避け，低温時には皮膚を露出しないよう指導する[8)~10)]。

　予防や治療として有効性が確かな薬剤は知られていない。

2）タキサン系製剤

　タキサン系製剤投与後 2，3 日で体幹，下肢，上肢などの筋肉や関節と思われる部位に疼痛を認め，5，6 日以内に回復する現象が知られている。これは TAPS などと呼ばれ，筋肉痛と推定されていたがクレアチンホスホキナーゼ（CPK）など筋肉に関連する酵素は上昇せず，その発現機序は不明であった。

　近年，疫学的検討でこの疼痛が神経障害性疼痛の可能性があると報告されたが，神経学的所見や電気生理学的検査などのさらなる検討が待たれる。TAPS の予防や治療として有効性が確かな薬剤は知られていない。

主要文献紹介

　Loprinzi らはパクリタキセルを投与した 94 人の患者をコホート追跡し，この薬剤による急性神経障害の経過を明らかにした[11)]。

方法

　毎週のパクリタキセル投与（70〜90 mg/m^2）において，毎日の質問用紙記載と週 1 回の European Organization for Research and Treatment of Cancer（EORTC）Chemotherapy-induced Peripheral Neuropathy（CIPN）- 20 での評価を全治療期間において行った。

結果

　TAPS の症状は化学療法後 3 日目がピークであった。18 名（20％）の患者は 1 コース目から NRS（0〜10）で 5 以上を示した。感覚神経障害は運動神経障害や自律神経障害より高頻度であった。感覚神経障害では，しびれ（numbness）やチクチク感（tingling）はビーンと走るような痛みや灼熱感（shooting or burning pain）より顕著であった。疼痛の部位は下腿（17％），大腿（16％），足首より先（15％），臀部（13％），腰背部（11％），頸部（11％），肩（9％），頭部（7％），腹部（8％），上腕（6％），前腕（6％）などであった。経過中 12〜20％の患者にオピオイドが処方された。初回投与で強い疼痛を呈した患者は慢性の神経障害（CIPN）に移行する率が高かった。

結語

　このデータは TAPS が筋肉痛や関節痛というよりは，神経障害と関連することを示唆した。

（平山　泰生）

●文献

1）Pachman DR, Qin R, Seisler D, et al. Comparison of oxaliplatin and paclitaxel-induced neuropathy（Alliance A151505）. Support Care Cancer. 2016; 24: 5059-68.［PMID: 27534963］

2）Asthana R, Zhang L, Wan BA, et al. Pain descriptors of taxane acute pain syndrome（TAPS）in breast cancer patients-a prospective clinical study. Support Care Cancer. 2020; 28: 589-98.［PMID: 31098795］

3）Argyriou AA, Cavaletti G, Briani C, et al. Clinical pattern and associations of oxaliplatin acute neurotoxicity: a prospective study in 170 patients with colorectal cancer. Cancer. 2013; 119: 438-44.［PMID: 22786764］

4）Storey DJ, Sakala M, McLean CM, et al. Capecitabine combined with oxaliplatin（CapOx）in clinical practice: how significant is peripheral neuropathy? Ann Oncol. 2010; 21: 1657-61.［PMID: 20089559］

5）Matsumoto Y, Yoshida Y, Kiba S. et al. Acute chemotherapy-induced peripheral neuropathy due to oxaliplatin administration without cold stimulation. Support Care Cancer. 2020; 28: 5405-10.［PMID: 32144582］

6）Adelsberger H, Quasthoff S, Grosskreutz J, et al. The chemotherapeutic oxaliplatin alters voltage-gated Na（＋）channel kinetics on rat sensory neurons. Eur J Pharmacol. 2000; 406: 25-32.［PMID: 11011028］

7）Grolleau F, Gamelin L, Boisdron-Celle M, et al. A possible explanation for a neurotoxic effect of the anticancer agent oxaliplatin on neuronal voltage-gated sodium channels. J Neurophysiol. 2001; 85: 2293-7.［PMID: 11353042］

8）厚生労働省．重篤副作用疾患別対応マニュアル　末梢神経障害．平成21年5月．2009.

9）Grothey A. Clinical management of oxaliplatin-associated neurotoxicity. Clin Colorectal Cancer. 2005; 5: S38-46.［PMID: 15871765］

10）Avan A, Postma TJ, Ceresa C, et al. Platinum-induced neurotoxicity and preventive strategies: past, present, and future. Oncologist. 2015; 20: 411-32.［PMID: 25765877］

11）Loprinzi CL, Reeves BN, Dakhil SR, et al. Natural history of paclitaxel-associated acute pain syndrome: prospective cohort study NCCTG N08C1. J Clin Oncol. 2011; 29: 1472-8.［PMID: 21383290］

4．CIPN における看護

　CIPN は，炊事・衣生活，買い物など日常生活や社会生活動作に制限をもたらす[1]~[3]。障害が強くなると，つまづきや転倒[4]のリスクも高まり，生活の安全性が脅かされる。そのため障害のアセスメントを的確に行い，必要時には医師や多職種と相談し，治療変更や支援を検討していく。また症状マネジメントや生活動作の安全確保のため，セルフケア教育を実施する。患者は悪化する症状に先のみえない不確かさを抱きやすくなるため，コントロール感覚を支援する。ここでは CIPN における看護を概説する。

1）CIPN 症状のアセスメントと早期対応

症状の把握と影響要因のアセスメント

　薬物投与前の身体状況・日常生活動作をベースラインとして，治療ごとの変化を把握する。CIPN では，主として感覚神経障害，運動神経障害および自律神経障害が出現する。前述の記載のように，使用薬剤により徴候や症状に違いを生じるため，特徴を踏まえた観察が必要である。糖尿病，栄養不足，飲酒や肥満が CIPN の発症リスクを高めるので注意深く観察する。感覚障害は，「ヒリヒリ，ジーンジンジン，電気が走る，足の裏に常に何か張り付いている感じ」など患者により表現が違うため，症状を見逃さないことが重要である。

　CIPN の評価用具は客観的なものと主観的なものがあるが，普遍的な合意に基づく一般的な用具はない[5][6]。Haryani らは1980～2015年の間に発表されたツールについてシステマティックレビューを実施し，2つの用具，FACT/GOG-Ntx と TNS を推奨した[5]。日本では，この2つと日本語版の CTCAE，PNQ が使用されている。臨床では CTCAE v5.0 がよく使用される。その評価の実施者は施設により医師，薬剤師，看護師と異なっている。中程度と高度の症状の違いを厳密に判断できない，医療者の評価と患者の主観的評価では，医療者が患

者より過少に評価しやすい課題が挙げられている[7]。

　　看護師はCIPNの部位，持続時間，特性および生活への支障や影響について聴取し，この情報を医療チームと共有する。

生活動作の支障時における早期対応

　　IADLには，食事の準備，日用品や衣服の買い物，電話の使用，金銭の管理などが含まれ，これらに支障がある場合はGrade 2と判断される。このときは，症状緩和とともにチームでアプローチを検討する。

　　また，入浴，着衣・脱衣，食事の摂取，トイレの使用，薬の内服など身の回りの日常生活動作(Self-Care ADL)に支障がある場合はGrade 3と判断する。医師に報告し，治療の継続や変更・中止について，患者の意向と価値観などを考慮して検討する。

医療者と患者評価の乖離をなくす

　　Nyropらは，早期乳がん患者と臨床医におけるCIPNの重症度を調査した[8]。CIPNの重症度には両者の間で乖離があり，患者が重症であると認識しているほど不一致が増え，医師のほうが重症度を軽く評価していた。患者は治療薬剤の減量や休薬，中止を恐れると重症度をより軽いように報告し，理解不足や評価の具体例がわかりにくい時には，医療者との間で乖離が生じる。乖離をなくすには，患者の心理を理解するとともに，日常的に患者との関係性を構築し，話しやすいコミュニケーションに努めることが必要である。また，患者の主観的アウトカム(Patient-reported outcomes；PRO)が医療者のCTCAE評価を補完できるという報告もある[9]。そのため，NRS，VAS，FACT/GOG-NtxやQOLなど，ほかの尺度との併用が推奨されている[7]。日本において包括的なアプローチを目指す観点から開発された「がんサバイバーの化学療法に関連する末梢神経障害の包括的評価尺度」がある[10]。治療の過程を通じて，患者との話し合いによる看護師のアセスメントは早期の対処を促進し，影響を最小限に抑えることができる[1]。

2) セルフケア教育と行動介入

　　Kolbらは，乳房，卵巣，肺がんでタキサン系製剤や白金製剤を使用している116名の転倒を調査した[4]。CIPN症状を有する者は，有しない者よりも転倒または転倒の危険が3倍近く高いことを報告している。また，手の感覚を失うと熱い温度や鋭利な包丁などでけがをする危険がある[1]。患者が症状を悪化させず，危険行動を回避できるよう ① 使用する薬剤と末梢神経障害に関する知識，② 転倒・やけど予防，冷感刺激を避ける生活行動と対処，③ 症状のセルフチェックと医療者への報告について，セルフケア教育を実施する。家庭環境や職場環境を把握し，個別性のある指導や教育が必要となる。

　　看護に関連する行動と運動介入のシステマティックレビュー[11]のうち，他項では扱っていない行動介入のレビューを紹介する。行動介入としては，行動，認知，態度および/または感情の変化に焦点を当てた無作為化比較試験または準実験的研究が選択された。最終的に6研究，7行動介入が評価された。すべての介入には，CIPNと管理に関する教育の要素が含まれ，CIPN，安全性および管理に関する患者の知識を高めることや安全関連セルフケアのコーチング，症状に関する医療ケアチームとのコミュニケーションなどが提供された。結果としていくつかの研究では，痛み[12]やうつスコアの低下および身体機能の低下[13]を抑えることが示された。自動電話を含む行動介入は，患者のCIPN知識を高め，自己管理能力を向上させ

るなどの潜在的な効果がある可能性が示された。しかし，結論づけるにはより多くの研究が必要であることが示唆された。

3）コントロール感覚を支援する

　QOL は今ある生の質（価値観や生きがい）も含めた患者の認知（主観）の評価である。末梢神経障害は主観的感覚の症状であり，体験での語りは対象理解に不可欠である。CIPN の体験者を対象とした質的研究の情緒的反応では，「これまでに経験したことがない未知の感覚」として認識し，マネジメントできない恐怖，無力感，狼狽などの不快感情を伴っていた[14]。CIPN を有する患者の経験の質的統合研究でも，漠然とした症状や情報の不足から症状を過少報告していること，症状は精神的苦痛や社会役割制限をもたらし，QOL に影響があることや医療者のその症状への優先度が低いと感じている現状が浮き彫りにされている[13]。そして，薬剤の減量や中止の決定への困難や，試行錯誤しながら症状の自己管理をしようとするコントロール感覚の喪失がうかがわれた。

　また，慢性 CIPN を体験する 20 名の語りから表出された苦痛は，記録数 336 単位と多く，そのうち身体的苦痛 40.3%，社会的苦痛 32.4%，精神的苦痛 21.5%であった。スピリチュアルペインは 6.0%で割合は少なかったが，形成された 2 カテゴリは「しびれによる機能障害により自分の価値を見失う」「しびれにより家族内の自己の存在価値が脅かされる」であり，自らの存在価値が揺るがされる経験であった[15]。

　質的研究から症状は QOL の低下や全人的な苦痛を引き起こし，症状マネジメントの難しさから，コントロール感覚を喪失する経験であることが明確になった。このことから症状に関する詳細な情報提供やボタンのない服の選択，ウォーキングシューズの着用など，実践的なアドバイスが必要であることがうかがえた。また，治療中断など困難な意思決定には揺れ動く心理が働くことを理解し，寄り添い支持することが必要である。

　今後，さらに質的研究や介入研究を重ね，エビデンスを基盤にしたよりよい看護支援を展開することが求められる。

（神田　清子）

●文献

1）Knoerl R. CE: Chemotherapy-Induced Peripheral Neuropathy. Am J Nurs. 2021; 121: 26-30.［PMID: 33735114］
2）Loprinzi CL, Lacchetti C, Bleeker J, et al. Prevention and Management of Chemotherapy-Induced Peripheral Neuropathy in Survivors of Adult Cancers: ASCO Guideline Update. J Clin Oncol. 2020; 38: 3325-48.［PMID: 32663120］
3）Seretny M, Currie GL, Sena ES, et al. Incidence, prevalence, and predictors of chemotherapy-induced peripheral neuropathy: A systematic review and meta-analysis. Pain. 2014; 155: 2461-70.［PMID: 25261162］
4）Kolb NA, Smith AG, Singleton JR, et al. The Association of Chemotherapy-Induced Peripheral Neuropathy Symptoms and the Risk of Falling. JAMA Neurol. 2016; 73: 860-6.［PMID: 27183099］
5）Haryani H, Fetzer SJ, Wu CL, et al. Chemotherapy-Induced Peripheral Neuropathy Assessment Tools: A Systematic Review. Oncol Nurs Forum. 2017; 44: E111-23.［PMID: 28635977］
6）Curcio KR. Instruments for Assessing Chemotherapy-Induced Peripheral Neuropathy: A Review of the Literature. Clin J Oncol Nurs. 2016; 20: 144-51.［PMID: 26991707］
7）Postma TJ, Heimans JJ. Grading of chemotherapy-induced peripheral neuropathy. Ann Oncol. 2000; 11: 509-13.［PMID: 10907941］

8) Nyrop KA, Deal AM, Reeder-Hayes KE, et al. Patient-reported and clinician-reported chemotherapy-induced peripheral neuropathy in patients with early breast cancer: Current clinical practice. Cancer. 2019; 125: 2945-54.[PMID: 31090930]

9) Tan AC, McCrary JM, Park SB, et al. Chemotherapy-induced peripheral neuropathy-patient-reported outcomes compared with NCI-CTCAE grade. Support Care Cancer. 2019; 27: 4771-7.[PMID: 30972648]

10) Kanda K, Fujimoto K, Mochizuki R, et al. Development and validation of the comprehensive assessment scale for chemotherapy-induced peripheral neuropathy in survivors of cancer. BMC Cancer. 2019; 19: 904.[PMID: 31506070]

11) Tanay MAL, Armes J, Moss-Morris R, et al. A systematic review of behavioural and exercise interventions for the prevention and management of chemotherapy-induced peripheral neuropathy symptoms. J Cancer Surviv. 2023; 17: 254-77.[PMID: 33710510]

12) Knoerl R, Smith EML, Barton DL, et al. Self-Guided Online Cognitive Behavioral Strategies for Chemotherapy-Induced Peripheral Neuropathy: A Multicenter, Pilot, Randomized, Wait-List Controlled Trial. J Pain. 2018; 19: 382-94.[PMID: 29229430]

13) Knoerl R, Weller E, Halpenny B, et al. Exploring the efficacy of an electronic symptom assessment and self-care intervention to preserve physical function in individuals receiving neurotoxic chemotherapy. BMC Cancer. 2018; 18(1): 1203. Erratum in: BMC Cancer. 2019; 19(1): 438.[PMID: 30514351]

14) Kanda K, Fujimoto K, Kyota A. Emotional Responses to Persistent Chemotherapy-induced Peripheral Neuropathy Experienced by Patients with Colorectal Cancer in Japan. Asia Pac J Oncol Nurs. 2017; 4: 233-40.[PMID: 28695170]

15) Kyota A, Kanda K, Honda M, et al. Spiritual pain from persistent chemotherapy-induced peripheral neuropathy in colon cancer patients in Japan. Ann Cancer Res. 2017; 3: 1-5.

5. CIPNにおける理学的手法

　CIPNの理学的介入には，目的別に1) 末梢神経の抗がん薬曝露量低減によるCIPNの予防，2) 神経障害性疼痛と筋・筋膜性疼痛の緩和，3) CIPNにより障害された感覚運動機能のリハビリテーション，4) 感覚過敏や感覚鈍麻に配慮した環境整備による症状緩和と生活障害の軽減，5) 運動・行動介入による心身機能の向上，といった治療戦略が挙げられる。このうち，1) はCIPN発症前の抗がん薬投与中に行う予防的介入，2)～4) は化学療法実施中から終了後にCIPN症状に対処する介入であり，5) は抗がん薬投与の時期にかかわらず広く実施可能な介入である。本ガイドラインにおいては，1) について冷却・圧迫，2) について鍼灸，2)～5) の複合介入として運動をCQに挙げてシステマティックレビューを実施した。ここでは介入の概要について解説する。

1) 末梢神経の抗がん薬曝露量低減によるCIPNの予防

　主にタキサン系の抗がん薬投与中，体内の抗がん薬血中濃度が最も高まる時間帯（点滴終了前後）に手足の冷却や圧迫を行うことにより，手足への抗がん薬到達量を軽減し，末梢神経の抗がん薬曝露量の低減を図る介入である。冷却に関しては，自己管理による長時間の冷却は凍傷を誘発する可能性があるため，痛みやかゆみの状況を評価し，適宜，不織布などを当てて不快感を軽減する必要がある。血流量の半減には表皮温が10度程度下がることが望ましいが，手足冷却は表皮温が22度まで下がり[1]，圧迫ではサージカルグローブを使用し表皮温度が1.6～2.2度前後下がると報告されている[2]。

2) 神経障害性疼痛と筋・筋膜性疼痛の緩和

　CIPNにより末梢神経系が障害を受けると，四肢末端に痛みやしびれ感を生じるだけでな

く，CIPN により生じた足先の疼痛などに対処した姿勢や歩き方により，二次的な神経障害性疼痛が誘発され，腰部や肩・頸部周囲にも疼痛をきたすことがある。また，一般的な痛みモデルの一つに痛みの恐怖回避モデルがあり，痛みの反芻や無力感，ネガティブな情報が，不安や恐怖につながり，機能障害を起こして痛みを難治化，重症化することが示されている[3]。慢性疼痛に対しては，一般的な運動（有酸素運動や筋力増強運動）を「施行することを強く推奨する」，鍼灸治療や認知行動療法を「施行することを弱く推奨する（提案する）」とされている[4]。CIPN についても運動や鍼灸治療について研究が進められており，疼痛がアウトカムに含まれる場合も多い。

3）CIPN により障害された感覚運動機能のリハビリテーション

知覚評価の結果を踏まえて，疼痛誘発刺激の軽減と機能障害の軽減による感覚運動障害へのアプローチを行う。症状が多岐にわたる CIPN において，感覚運動機能リハビリテーションの手法は確立していないが，ADL 改善のリハビリテーションとして，姿勢調整のトレーニングなどにより代償的に転倒リスクを減ずることや，CIPN により失われた感覚運動機能に対する手指巧緻性トレーニングや歩行のトレーニングを行うことは必要に応じて検討可能である。

4）感覚過敏や感覚鈍麻に配慮した環境整備による症状緩和と生活障害の軽減

CIPN により感覚過敏が生じた場合，圧刺激や温感・冷感が疼痛として感じられることがある。そのため，疼痛誘発部位・疼痛誘発刺激を評価し（第1〜2指の指尖や足の母趾への圧刺激が疼痛誘発となることが多い），過敏な部位への当該刺激を回避した生活動作を検討する。具体的には，指先に圧のかかるつまむ動作を，圧が手全体に分散できる動作で代償できる道具を導入すること（例：ペットボトルオープナーや小袋を開けるハサミ）や，足裏全体にフィットして荷重が分散するようなインソールの導入などがある。また，温冷刺激が疼痛刺激となる場合の回避策として，熱いものや冷凍品，冷えた金属製品に直接触れないように，手袋やシリコン製の文房具やキッチンツールの導入など環境整備を行うことで，症状誘発を予防できることがある。特にオキサリプラチンに起因する CIPN においては，冷感刺激が疼痛となることが知られており，温度環境を整備することで疼痛が誘発される頻度が下がることが期待できる。また，感覚が鈍麻し，適切な圧力を感じることが困難となると，手の障害ではタッチパネルの操作など，足の障害では歩行や階段昇降が不安定となるため，タッチペン，滑りにくい靴など機能を代償する道具の適応を考慮する。

5）運動・行動介入による心身機能の向上

運動はがん治療中ならびに治療後の時期においても安全に実施することができ，持久性体力，筋力，倦怠感，健康関連 QOL，うつなど複数の健康アウトカム改善につながることが示されている[5]。具体的には，がんサバイバーのための運動ガイドラインにおいて，「1週間に少なくとも150〜300分の中強度運動または75分の高強度運動，またはそれらと同等の組み合わせの運動を行い，2日以上はレジスタンストレーニング（筋力増強運動）を行う。可能であれば大筋群のストレッチを週2回行う」ことが推奨されている[6]。CIPN に対する運動介入研究は本推奨をもとに，CIPN に起因した疼痛や歩行困難感などにも焦点を当て，ストレッチやバランストレーニングを追加したものが多い。また，座位時間が長いほど健康を損ねるリスクが高いことから，WHO でも「少しでも立って歩く」ことが推奨されており[7]，CIPN

やがん既往の有無にかかわらず，不活動を積極的に回避する必要があることが提言されている。がん既往のある場合であっても「がんサバイバーにおける運動は一般的に安全であり，がんサバイバーは身体活動不足を避けるべきである」と明記されている[6]。そのため，CIPN を理由とした不活動が起こらないよう，転倒および運動時の異常感覚や疼痛誘発に注意しつつ，活動的な生活習慣の維持獲得を支援することが望ましい[8]。なお，CIPN を理由としたリハビリテーション処方は現状の保険制度では適用がなく，日常診療として活動的な生活習慣を視野に入れた診療・ケアを行うこととなる。

（華井　明子）

●文献

1）Sundar R, Bandla A, Tan SS, et al. Limb Hypothermia for Preventing Paclitaxel-Induced Peripheral Neuropathy in Breast Cancer Patients: A Pilot Study. Front Oncol. 2017; 6: 274.[PMID: 28119855]

2）Tsuyuki S, Senda N, Kanng Y, et al. Evaluation of the effect of compression therapy using surgical gloves on nanoparticle albumin-bound paclitaxel-induced peripheral neuropathy: a phase Ⅱ multi-center study by the Kamigata Breast Cancer Study Group. Breast Cancer Res Treat. 2016; 160: 61-7.[PMID: 27620884]

3）Leeuw M, Goossens ME, Linton SJ, et al. The fear-avoidance model of musculoskeletal pain: current state of scientific evidence. J Behav Med. 2007; 30: 77-94.[PMID: 17180640]

4）厚生労働行政推進調査事業費補助金（慢性の痛み政策研究事業）「慢性疼痛診療システムの均てん化と痛みセンター診療データベースの活用による医療向上を目指す研究」研究班（監修），慢性疼痛診療ガイドライン作成ワーキンググループ（編集）．慢性疼痛診療ガイドライン．真興交易（株）医書出版部，2021.

5）Fuller JT, Hartland MC, Maloney LT, et al. Therapeutic effects of aerobic and resistance exercises for cancer survivors: a systematic review of meta-analyses of clinical trials. Br J Sports Med. 2018; 52: 1311.[PMID: 29549149]

6）Campbell KL, Winters-Stone KM, Wiskemann J, et al. Exercise Guidelines for Cancer Survivors: Consensus Statement from International Multidisciplinary Roundtable. Med Sci Sports Exerc. 2019; 51: 2375-90.[PMID: 31626055]

7）Bull FC, Al-Ansari SS, Biddle S, et al. World Health Organization 2020 guidelines on physical activity and sedentary behaviour. Br J Sports Med. 2020; 54: 1451-62.[PMID: 33239350]

8）Tanay MAL, Armes J, Moss-Morris R, et al. A systematic review of behavioural and exercise interventions for the prevention and management of chemotherapy-induced peripheral neuropathy symptoms. J Cancer Surviv. 2023; 17: 254-77.[PMID: 33710510]

K　米国臨床腫瘍学会および欧州臨床腫瘍学会-欧州腫瘍看護学会-欧州腫瘍神経学会 CIPN ガイドラインの紹介

　米国臨床腫瘍学会（ASCO），欧州臨床腫瘍学会-欧州腫瘍看護学会-欧州腫瘍神経学会（ESMO-EONS-EANO）の CIPN ガイドラインを紹介する[1)2)]。ここではわが国であまり投与されない薬剤やわが国でなじみのない理学的手法に関する記載は割愛した。

1.　ASCO ガイドラインの要約

　ASCO は成人がんサバイバーにおける CIPN のマネジメントの update を公表した[1)]。

予防
・アセチル-L-カルニチンは害が益を上回るため予防目的に投与してはいけない。
・暫定的エビデンスがあるが大規模な検証的試験が必要であるため，臨床試験以外では鍼，冷却療法，圧迫療法，運動療法の介入を行ってはいけない。
・神経障害を誘発するがん治療薬投与中には予防として，アミトリプチリン，カルシウム・マグネシウム製剤，Calmangafodipir，ガバペンチン，プレガバリン，牛車腎気丸，ベンラファキシンの薬剤を投与してはいけない。
・耐え難い神経障害に発展した場合，臨床医は患者と治療延期，投与量減量，化学療法の中止に関して話し合う必要がある。

治療
・疼痛を有する神経障害を呈した場合はデュロキセチンを投与してもよい（中等度の推奨）。
・臨床試験以外では，運動療法，鍼，ガバペンチン，プレガバリン，三環系抗うつ薬の介入を行ってはいけない（運動や鍼には暫定的エビデンスがあるが，大規模な検証的試験が必要である）。

補足
　この ASCO のガイドラインでの推奨は治療のデュロキセチンのみであり，2014 年の初版と同様であった。Discussion では米国での CIPN の薬剤投与の実態も記載されており，プレガバリンがデュロキセチンの 8 倍も投与されているのが現実である。保険会社の影響によりガイドラインと実臨床の乖離があると考察されている。

2.　ESMO-EONS-EANO ガイドラインの推奨の要約

　ESMO-EONS-EANO は 2020 年に CIPN に関する診療ガイドラインを公表した[2)]。下記に推奨できるもの，考慮できるものを列挙する。

予防
　推奨できるもの：なし
　考慮できるもの：運動，冷却療法

第2章

総論

治療

　　推奨できるもの：デュロキセチン

　　考慮できるもの：ベンラファキシン，プレガバリン，アミトリプチリン，トラマドール，
　　　　強オピオイド。

（平山　泰生）

●文献

1）Loprinzi CL, Lacchetti C, Bleeker J, et al. Prevention and Management of Chemotherapy-Induced Peripheral Neuropathy in Survivors of Adult Cancers: ASCO Guideline Update. J Clin Oncol. 2020; 38: 3325-48.[PMID: 32663120]

2）Jordan B, Margulies A, Cardoso F, et al; ESMO Guidelines Committee. EONS Education Working Group. EANO Guideline Committee. Systemic anticancer therapy-induced peripheral and central neurotoxicity: ESMO-EONS-EANO Clinical Practice Guidelines for diagnosis, prevention, treatment and follow-up. Ann Oncol. 2020; 31: 1306-19.[PMID: 32739407]

L 「がん薬物療法に伴う末梢神経障害マネジメントの手引き 2017 年版」公表の効果の検証

　日本では CIPN の治療にさまざまな薬物が投与されているが，実際にどのような薬物が投与されているかの実態調査はなかった。

　著者らは CIPN に対して日本では，どのような薬物が投与されているかの実態を把握すべく，2015 年に日本臨床腫瘍学会のがん薬物療法専門医 971 名を対象にアンケートを実施し，300 名（30.9％）から回答が得られた[1]。ビタミン B12，抗痙攣薬（プレガバリンなど），デュロキセチン，デュロキセチン以外の抗うつ薬，非ステロイド性消炎鎮痛薬（NSAIDs），オピオイド，漢方薬（牛車腎気丸など）について，A：高頻度（あるいは予防的）に投与，B：時に投与することがある，C：あまり投与しないの 3 段階で調査した。A＋B の割合が多い順に記載すると，しびれに対してはプレガバリンなどの抗痙攣薬（A＋B＝98.7％），ビタミン B12（74.7％），漢方薬（58.7％），デュロキセチン（46.8％）であった（図 1 黒）。疼痛に対しては NSAIDs（97.7％），オピオイド（83.1％），抗痙攣薬（82.1％）などがよく投与されていた。

　以上より，わが国では，CIPN に多種の薬物が高頻度に投与されていることがわかった。わが国での診療指針を作成する場合，ASCO のガイドラインではほとんど言及されていないビタミン B12，NSAIDs，オピオイド，漢方薬に関しても検討することが必要と思われ，実際に「がん薬物療法に伴う末梢神経障害マネジメントの手引き 2017 年版」の作成に結びついた。

　その後の 2019 年にも同様のアンケートをがん薬物療法専門医 1,329 名に行い 295 名（22.2％）の回答を得た[2]。その結果，しびれに対してはプレガバリンなどの抗痙攣薬（A＋B＝94.3％），ビタミン B12（58.3％），漢方薬（47.5％），デュロキセチン（68.9％）の投与頻度であった（図 1 青）。疼痛に対しては NSAIDs（78.3％），オピオイド（69.2％），抗痙攣薬（86.1％）などの投与頻度であった。2015 年と 2019 年の比較では，プレガバリンはいずれのアンケートでも高頻度に投与されており，デュロキセチンは有意に頻度が増加した。それ以外の薬剤では投与頻度が低下した。

　さらに，「がん薬物療法に伴う末梢神経障害マネジメントの手引き 2017 年版」を知っている医師と知らない医師とで疼痛に対するデュロキセチンの投与頻度に有意差があり（78.5％ vs 67.4％），知っている医師は投与頻度が高いことも明らかとなった。以上より「がん薬物療法に伴う末梢神経障害マネジメントの手引き 2017 年版」は専門医の処方に影響を与えたことが検証された。

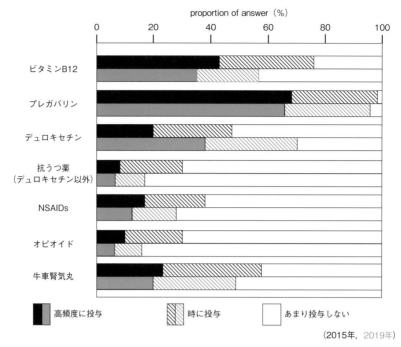

図 1.　しびれが出現した時投与する薬剤の処方の変化

（平山　泰生）

●文献

1）Hirayama Y, Sasaki J, Dosaka-Akita H, et al. Survey of the management of chemotherapy-induced peripheral neuropathy in Japan: Japanese Society of Medical Oncology. ESMO Open. 2016; 1: e000053. ［PMID: 27843610］
2）Hirayama Y, Yoshida Y, Mori M, et al. Effects of the publication of Clinical Guidelines for the Management of Chemotherapy-Induced Peripheral Neuropathy on the Administration Preferences of Oncology Specialists: Japanese Association of Supportive Care in Cancer. Jpn J Clin Oncol. 2020; 50: 897-902.［PMID: 32424420］

M　ガイドライン普及と活用促進のための工夫

① 書籍として出版するとともに，インターネット上でも掲載する予定である。
　・日本がんサポーティブケア学会ホームページ
　・Minds ホームページ
② ガイドライン作成過程で作られた各種テンプレートなど細部資料を作成し，本ガイドライン作成の経過やより詳細な内容を知りたい読者がインターネット上で閲覧できるようにする。
　・日本がんサポーティブケア学会ホームページ
③ 2015，2019 年と行ってきた日本臨床腫瘍学会がん薬物療法専門医へのアンケートを 2023 年頃に施行し，本ガイドラインが普及しているか，臨床腫瘍医の CIPN への処方に影響を及ぼしているかを 2019 年にすでに行ったように検証する[1]。

（平山　泰生）

●文献

1）Hirayama Y, Yoshida Y, Mori M, et al. Effects of the publication of Clinical Guidelines for the Management of Chemotherapy-Induced Peripheral Neuropathy on the Administration Preferences of Oncology Specialists: Japanese Association of Supportive Care in Cancer. Jpn J Clin Oncol. 2020; 50: 897-902.[PMID: 32424420]

第2章　総論

第3章
クリニカルクエスチョンと推奨

CQ 1 ｜ CIPN症状（しびれ，疼痛）の予防として何が推奨できるか。

推奨文

CIPN症状（白金製剤由来に限る）の予防として，牛車腎気丸を投与しないことを提案する。

4B　推奨の強さ：4（弱），エビデンスの確実性：B（中），合意率100%（13/13）

CIPN症状の予防として，プレガバリンを投与しないことを提案する。

4B　推奨の強さ：4（弱），エビデンスの確実性：B（中），合意率100%（13/13）

CIPN症状（タキサン系抗がん薬由来に限る）の予防として，アセチル-L-カルニチンを投与しないことを強く推奨する。

5B　推奨の強さ：5（強），エビデンスの確実性：B（中），合意率100%（13/13）

CIPN症状（タキサン系抗がん薬由来に限る）の予防として，冷却を実施することを提案する。

2C　推奨の強さ：2（弱），エビデンスの確実性：C（弱），合意率92%（11/12）

CIPN症状（タキサン系抗がん薬由来に限る）の予防としての圧迫の実施について「推奨なし」とする。

3D　推奨の強さ：3（推奨なし），エビデンスの確実性：D（非常に弱い），合意率92%（12/13）

CIPN症状の予防として，運動を実施することを提案する。

2C　推奨の強さ：2（弱），エビデンスの確実性：C（弱），合意率92%（11/12）

CIPN症状の予防として，鍼灸を実施しないことを提案する。

4D　推奨の強さ：4（弱），エビデンスの確実性：D（非常に弱い），合意率85%（11/13）

※なお，CIPNを引き起こすことが知られている抗がん薬を使用する場合，CIPNの症状について患者と相談し，CIPNによる生活障害リスクとがん治療のベネフィットを評価することが望ましい（第2章 総論F・H・J参照）。

1. 薬物療法による予防

1) 牛車腎気丸

> **推奨文**

CIPN 症状(白金製剤由来に限る)の予防として，牛車腎気丸を投与しないことを提案する。

4B 推奨の強さ：4(弱)，エビデンスの確実性：B(中)，合意率 100%(13/13)

解説

　牛車腎気丸の有効性を評価した RCT は 5 件ある[1)~5)]。Oki らによる大規模な RCT においてオキサリプラチンによる CIPN の予防として牛車腎気丸の有効性を CTCAE v 3.0 で示せず，中間解析において CIPN の発症が介入群で有意に多かったため試験中止となっている。ほかに小規模の RCT は 4 件あり，オキサリプラチンに対する Kono らの報告では CTCAE v 3.0 で有意差を示せず，Nishioka らの報告では有意差は認められたものの非盲検(オープンラベル)であった。パクリタキセルに対する Kaku らの報告では CTCAE v 3.0 で有意差を示せず，ドセタキセルに対する Abe らの報告では実薬群で有意に神経障害が少なかったものの非盲検であった。牛車腎気丸の有効性を評価したメタ解析では，臨床的に問題となる Grade 2 以上の発現率で有意差を認めなかった[6)7)]。

　オキサリプラチンに限定した場合は Oki らの報告が大規模でバイアスリスクも少ないため，本ガイドラインの前身である「がん薬物療法に伴う末梢神経障害マネジメントの手引き 2017 年版」では「オキサリプラチンによる CIPN 症状の予防に牛車腎気丸の投与は推奨しない」と記載した。オキサリプラチンに関しては，その後も推奨を支持するエビデンスの追加はみられない。また，本ガイドラインの検索期間(2021 年 6 月)以降に Aoyama らの報告があり，オキサリプラチンによる神経障害に牛車腎気丸の効果を RCT で示すことはできなかった[8)]。

　以上より，メタ解析および RCT の一貫した結果から牛車腎気丸の投与によって CIPN の予防効果が得られることが期待できず，投与により CIPN が増悪する可能性があるため，投与しないことを提案する。

投票結果

ガイドライン統括委員会＋作成委員会 13 名(棄権：利益相反 0 名・SR 0 名)

1 投与(実施)することを強く推奨する	2 投与(実施)することを提案する	3 「推奨なし」とする	4 投与(実施)しないことを提案する	5 投与(実施)しないことを強く推奨する
0% (0/13)	0% (0/13)	0% (0/13)	100% (13/13)	0% (0/13)

●文献

1) Nishioka M, Shimada M, Kurita N, et al. The Kampo medicine, Goshajinkigan, prevents neuropathy in patients treated by FOLFOX regimen. Int J Clin Oncol. 2011; 16: 322-7.[PMID: 21258836]

2) Kaku H, Kumagai S, Onoue H, et al. Objective evaluation of the alleviating effects of Goshajinkigan on peripheral neuropathy induced by paclitaxel/carboplatin therapy: A multicenter collaborative study. Exp Ther Med. 2012; 3: 60-5.[PMID: 22969845]

3) Kono T, Hata T, Morita S, et al. Goshajinkigan oxaliplatin neurotoxicity evaluation(GONE): a phase 2, multicenter, randomized, double-blind, placebo-controlled trial of goshajinkigan to prevent oxaliplatin-induced neuropathy. Cancer Chemother Pharmacol. 2013; 72: 1283-90.[PMID: 24121454]

4) Abe H, Kawai Y, Mori T, et al. The Kampo medicine Goshajinkigan prevents neuropathy in breast cancer patients treated with docetaxel. Asian Pac J Cancer Prev. 2013; 14: 6351-6.[PMID: 24377531]

5) Oki E, Emi Y, Kojima H, et al. Preventive effect of Goshajinkigan on peripheral neurotoxicity of FOLFOX therapy(GENIUS trial): a placebo-controlled, double-blind, randomized phase III study. Int J Clin Oncol. 2015; 20: 767-75.[PMID: 25627820]

6) Kuriyama A, Endo K. Goshajinkigan for prevention of chemotherapy-induced peripheral neuropathy: a systematic review and meta-analysis. Support Care Cancer. 2018; 26: 1051-9.[PMID: 29280005]

7) Hoshino N, Ganeko R, Hida K, et al. Goshajinkigan for reducing chemotherapy-induced peripheral neuropathy: a systematic review and meta-analysis. Int J Clin Oncol. 2018; 23: 434-42.[PMID: 29270698]

8) Aoyama T, Morita S, Kono T, et al. Effects of Goshajinkigan(TJ-107)for oxaliplatin-induced peripheral neurotoxicity using the functional assessment of cancer therapy/gynecologic oncology group 12-item neurotoxicity questionnaire in a Phase II, multicenter, randomized, double-blind, placebo-controlled trial. J Cancer Res Ther. 2021; 17: 1473-8.[PMID: 34916380]

2) プレガバリン

推奨文

CIPN 症状の予防として，プレガバリンを投与しないことを提案する。

4B　推奨の強さ：4(弱)，エビデンスの確実性：B(中)，合意率 100%(13/13)

解説

　CIPN 予防としてプレガバリンの効果をみた RCT は 2 件あるが，両報告とも予防効果は示されなかった[1)2)]。また，類似薬であるガバペンチンに関して非無作為化試験[3)]，RCT が 1 件[4)]ずつあり，予防効果は RCT の 1 件でのみ報告されている。

　Shinde らによる第Ⅱ相 RCT(二重盲検)では，12 週間 weekly パクリタキセル($80 \mathrm{~mg/m^2}$/dose)の施行を予定している乳がん患者をプレガバリン投与群(n＝23)とプラセボ群(n＝23)に割り付けし，プレガバリンによるパクリタキセル関連 CIPN の予防効果について EORTC-QLQ CIPN20 および CTCAE v4.0 を用いて評価を行った。その結果，プラセボ群と比較してプレガバリン群におけるパクリタキセル関連急性疼痛もしくはパクリタキセル起因性末梢神経障害に対する予防効果に有意な差は認められなかった[1)]。

　de Andrade らによる第Ⅲ相 RCT(二重盲検)では，modified-FLOX 療法(オキサリプラチンを含む)を施行予定で，疼痛を有さない化学療法未実施の大腸がん患者を対象とした。患者はプレガバリン群(n＝78)とプラセボ群(n＝65)に割り付けを行い，各オキサリプラチンの投与前後 3 日間それぞれの投与を行い，慢性オキサリプラチン関連神経障害性疼痛の予防効果を評価した。最大 6 カ月間のフォローアップの結果，Brief Pain Inventory の VAS で評価し

た最終診察時の疼痛強度はプレガバリン群とプラセボ群で有意な差は認められなかった。また，EORTC-QLQ-C30 v3 を用いて評価した QOL に関しても両群間で有意な差は認められなかった。よって，本試験ではプレガバリンによる慢性オキサリプラチン関連神経障害性疼痛の発生抑制に対する効果を示すことはできなかった[4]。

　以上より，プレガバリンの CIPN 予防効果について複数の RCT で一貫して効果がみられないとされており，めまいや傾眠などの有害事象による不利益も予想されるため，不利益が利益を上回ると考え，CIPN 予防を目的としてプレガバリンは投与しないことを提案する。

投票結果

ガイドライン統括委員会＋作成委員会 13 名（棄権：利益相反 0 名・SR 0 名）

1　投与（実施）することを強く推奨する	2　投与（実施）することを提案する	3　「推奨なし」とする	4　投与（実施）しないことを提案する	5　投与（実施）しないことを強く推奨する
0% (0/13)	0% (0/13)	0% (0/13)	100% (13/13)	0% (0/13)

●文献

1) Shinde SS, Seisler D, Soori G, et al. Can pregabalin prevent paclitaxel-associated neuropathy?--An ACCRU pilot trial. Support Care Cancer. 2016; 24: 547-53.[PMID: 26155765]
2) Aghili M, Zare M, Mousavi N, et al. Efficacy of gabapentin for the prevention of paclitaxel induced peripheral neuropathy: A randomized placebo controlled clinical trial. Breast J. 2019; 25: 226-31. [PMID: 30773731]
3) Mitchell PL, Goldstein D, Michael M, et al. Addition of gabapentin to a modified FOLFOX regimen does not reduce oxaliplatin-induced neurotoxicity. Clin Colorectal Cancer. 2006; 6: 146-51.[PMID: 16945171]
4) de Andrade DC, Jacobsen Teixeira M, Galhardoni R, et al. Pregabalin for the Prevention of Oxaliplatin-Induced Painful Neuropathy: A Randomized, Double-Blind Trial. Oncologist. 2017; 22: 1154-e105. [PMID: 28652279]

3）カルニチン（アセチル-L-カルニチン）

推奨文

CIPN 症状（タキサン系抗がん薬由来に限る）の予防として，アセチル-L-カルニチンを投与しないことを強く推奨する。

5B　推奨の強さ：5（強），エビデンスの確実性：B（中），合意率 100%（13/13）

解説

　CIPN の予防に関するアセチル-L-カルニチンの RCT は 2 件ある[1)2)]。1 件ではカルニチン投与群で有意に CIPN 症状が強いと報告し，その長期フォローアップ調査でも有意に悪い結果が得られた[1)3)]。いずれも CIPN の誘発薬はタキサン系抗がん薬であった。Sagopilone による CIPN の予防に関する 1 件の RCT では，CIPN からの回復期間に有意差が認められなかった[2)]。

　以上より，アセチル-L-カルニチンの投与はタキサン系抗がん薬の CIPN 症状を悪化させる可能性が高く，明らかに不利益が大きいと考え，投与しないことを強く推奨するとした。

投票結果

ガイドライン統括委員会＋作成委員会 13 名(棄権：利益相反 0 名・SR 0 名)

1　投与(実施)することを強く推奨する	2　投与(実施)することを提案する	3　「推奨なし」とする	4　投与(実施)しないことを提案する	5　投与(実施)しないことを強く推奨する
0% (0/13)	0% (0/13)	0% (0/13)	0% (0/13)	100% (13/13)

●文献

1) Hershman DL, Unger JM, Crew KD, et al. Randomized double-blind placebo-controlled trial of acetyl-L-carnitine for the prevention of taxane-induced neuropathy in women undergoing adjuvant breast cancer therapy. J Clin Oncol. 2013; 31: 2627-33.[PMID. 23733756]

2) Campone M, Berton-Rigaud D, Joly-Lobbedez F, et al. A double-blind, randomized phase II study to evaluate the safety and efficacy of acetyl-L-carnitine in the prevention of sagopilone-induced peripheral neuropathy. Oncologist. 2013; 18: 1190-1.[PMID: 24105751]

3) Hershman DL, Unger JM, Crew KD, et al. Two-Year Trends of Taxane-Induced Neuropathy in Women Enrolled in a Randomized Trial of Acetyl-L-Carnitine(SWOG S0715). J Natl Cancer Inst. 2018; 110: 669-76.[PMID: 29361042]

2. 非薬物療法による予防

1）冷却

推奨文

CIPN 症状（タキサン系抗がん薬由来に限る）の予防として，冷却を実施することを提案する。

2C　推奨の強さ：2（弱），エビデンスの確実性：C（弱），合意率 92％（11/12）

解説

　局所に分布する抗がん薬の量が少なければ，CIPN などの有害事象の発生を抑えられるのではないかという理論のもとに，抗がん薬投与にあわせて四肢末梢を冷却することで血流循環量を低下させることについて主にタキサン系抗がん薬でさまざまな検討がなされてきた[1]。なお，白金製剤に関しては，冷却が痛みを惹起するという副作用を生じ，また代謝されず残存しやすいという薬理動態や偽単極ニューロンにおける後根神経節における神経細胞体の障害であることから冷却に向かないという特性がある。

　タキサン誘発性の CIPN に対する冷却の効果に関するシステマティックレビュー論文においては，9 件の研究より効果があることが結論づけられていた[2]。そのうち 6 件が介入試験であり[3~8]，いずれも介入なしを比較とした研究であった。また，タキサン系製剤，白金系製剤どちらの患者も包含して冷却予防を行った RCT に関しては脱落が 34％と多く，有意な効果は認められなかった[9]。

　また，新たに公開されたメタ解析におけるパクリタキセル使用患者を対象として冷却の有効性を検討した 5 件の介入研究の統合解析の結果では，冷却により CIPN の頻度は有意に減少した（pooled RR＝0.47，95％CI 0.35-0.63，$p<0.001$，I2＝0％）[9]。報告では薬物療法，非薬物療法がすべて検討されており，バイアスリスクは深刻ではなく[10]，Grade score は moderate であったが，サブグループであること，試験間における評価方法のばらつき，個々の試験の症例数が少ないこと，二重盲検ではないことなどが指摘された。

　いずれの臨床試験においても冷却は医療者により管理され，重篤な有害事象は報告されていないが，ドライアイスで冷やした冷却手袋の使用など患者管理での冷却で表皮温が 0 度以下に保たれた場合には凍傷を起こす危険性があるため，注意が必要である。また，現在，医療機器として入手できる冷却具はない状況であるため，手足の血流量が半減した状態を維持できる冷却環境を個別に用意する必要がある。そのため医療者・患者には一定の作業負担が生じるが，得られる利益が上回ると考えられ，推奨の強さは 2 とした。現在も冷却については手足冷却装置の医師主導治験などが進行中であり，今後のさらなる知見の集積が望まれる。

第3章　クリニカルクエスチョンと推奨

投票結果

ガイドライン統括委員会＋作成委員会 12 名(棄権：利益相反 1 名・SR 0 名)

1　投与(実施)することを強く推奨する	2　投与(実施)することを提案する	3　「推奨なし」とする	4　投与(実施)しないことを提案する	5 投与(実施)しないことを強く推奨する
0% (0/12)	92% (11/12)	0% (0/12)	8% (1/12)	0% (0/12)

●文献

1) Loprinzi CL, Lacchetti C, Bleeker J, et al. Prevention and Management of Chemotherapy-Induced Peripheral Neuropathy in Survivors of Adult Cancers: ASCO Guideline Update. J Clin Oncol. 2020; 38: 3325-48.[PMID: 32663120]

2) Jia J, Guo Y, Sundar R, et al. Cryotherapy for Prevention of Taxane-Induced Peripheral Neuropathy: A Meta-Analysis. Front Oncol. 2021; 11: 781812.[PMID: 34912720]

3) Ruddy KJ, Le-Rademacher J, Lacouture ME, et al. Randomized controlled trial of cryotherapy to prevent paclitaxel-induced peripheral neuropathy(RU221511I); an ACCRU trial. Breast. 2019; 48: 89-97.[PMID: 31590108]

4) Shigematsu H, Hirata T, Nishina M, et al. Cryotherapy for the prevention of weekly paclitaxel-induced peripheral adverse events in breast cancer patients. Support Care Cancer. 2020; 28: 5005-11.[PMID: 32036471]

5) Bandla A, Tan S, Kumarakulasinghe NB, et al. Safety and tolerability of cryocompression as a method of enhanced limb hypothermia to reduce taxane-induced peripheral neuropathy. Support Care Cancer. 2020; 28: 3691-9.[PMID: 31811482]

6) Hanai A, Ishiguro H, Sozu T, et al. Effects of Cryotherapy on Objective and Subjective Symptoms of Paclitaxel-Induced Neuropathy: Prospective Self-Controlled Trial. J Natl Cancer Inst. 2018; 110: 141-8.[PMID: 29924336]

7) Sato J, Mori M, Nihei S, et al. The effectiveness of regional cooling for paclitaxel-induced peripheral neuropathy. J Pharm Health Care Sci. 2016; 2: 33.[PMID: 27891244]

8) Ng DQ, Tan CJ, Soh BC, et al. Impact of Cryotherapy on Sensory, Motor, and Autonomic Neuropathy in Breast Cancer Patients Receiving Paclitaxel: A Randomized, Controlled Trial. Front Neurol. 2020; 11: 604688.[PMID: 33424755]

9) Beijers AJM, Bonhof CS, Mols F, et al. Multicenter randomized controlled trial to evaluate the efficacy and tolerability of frozen gloves for the prevention of chemotherapy-induced peripheral neuropathy. Ann Oncol. 2020; 31: 131-6.[PMID: 31912787]

10) Leen AJ, Yap DWT, Teo CB, et al. A Systematic Review and Meta-Analysis of the Effectiveness of Neuroprotectants for Paclitaxel-Induced Peripheral Neuropathy. Front Oncol. 2022; 11: 763229.[PMID: 35070969]

2) 圧迫

推奨文

CIPN 症状(タキサン系抗がん薬由来に限る)の予防としての圧迫の実施について「推奨なし」とする。

3D　推奨の強さ：3(推奨なし)，エビデンスの確実性：D(非常に弱い)，合意率 92%(12/13)

解説

　局所に分布する抗がん薬の量が少なければ，CIPN などの有害事象の発生を抑えられるのではないかという理論のもとに，抗がん薬投与にあわせて四肢末梢を圧迫することで血流循環量を低下させることについて検討されてきたが，2020 年の ASCO ガイドライン更新では明確な推奨は作成されなかった[1]。

　Tsuyuki らのアルブミン結合パクリタキセルを使用した患者での検討では，圧迫により Grade 2 以上の CIPN の頻度は有意に少なかったが[2]，パクリタキセルを使用した患者に圧迫を検討した試験では差はみられなかった[3]。また，Kanbayashi らの圧迫と cryotherapy の比較では両群に差は認めなかった[4]。

　パクリタキセル使用患者を対象とする薬物療法，非薬物療法のメタ解析では，cryotherapy と圧迫をあわせて検討した結果，非薬物療法による介入で CIPN の発生頻度は低下していたが，圧迫のみによる検討結果はなかった[5]。

　報告は小規模な限られた RCT のみであり，結果にも一貫性がないことから，利益が不利益を上回るかは不確実であり，患者によって最善の対応が異なる可能性がある。そのため利益と不利益のバランスを個別に評価し，タキサン系抗がん薬を使用する患者に圧迫を実施することは否定しないと判断し，推奨なしとした。今後の知見の集積が期待される。

投票結果

ガイドライン統括委員会＋作成委員会 13 名(棄権：利益相反 0 名・SR 0 名)

1　投与(実施)することを強く推奨する	2　投与(実施)することを提案する	3　「推奨なし」とする	4　投与(実施)しないことを提案する	5 投与(実施)しないことを強く推奨する
0% (0/13)	8% (1/13)	92% (12/13)	0% (0/13)	0% (0/13)

● 文献

1) Loprinzi CL, Lacchetti C, Bleeker J, et al. Prevention and Management of Chemotherapy-Induced Peripheral Neuropathy in Survivors of Adult Cancers: ASCO Guideline Update. J Clin Oncol. 2020; 38: 3325-48.[PMID: 32663120]

2) Tsuyuki S, Senda N, Kanng Y, Y et al. Evaluation of the effect of compression therapy using surgical gloves on nanoparticle albumin-bound paclitaxel-induced peripheral neuropathy: a phase II multicenter study by the Kamigata Breast Cancer Study Group. Breast Cancer Res Treat. 2016; 160: 61-7.[PMID: 27620884]

3) Kotani H, Terada M, Mori M, et al. Compression therapy using surgical gloves does not prevent paclitaxel-induced peripheral neuropathy: results from a double-blind phase 2 trial. BMC Cancer. 2021; 21: 548.[PMID: 33985457]

4) Kanbayashi Y, Sakaguchi K, Ishikawa T, et al. Comparison of the efficacy of cryotherapy and compression therapy for preventing nanoparticle albumin-bound paclitaxel-induced peripheral neuropathy: A prospective self-controlled trial. Breast. 2020; 49: 219-24.[PMID: 31901783]

5) Leen AJ, Yap DWT, Teo CB, et al. A Systematic Review and Meta-Analysis of the Effectiveness of Neuroprotectants for Paclitaxel-Induced Peripheral Neuropathy. Front Oncol. 2022; 11: 763229.[PMID: 35070969]

第 3 章　クリニカルクエスチョンと推奨

3）運動

CIPN 症状の予防として，運動を実施することを提案する。

2C　推奨の強さ：2(弱)，エビデンスの確実性：C(弱)，合意率 92%(11/12)

解説

　ASCO の運動・栄養のガイドラインでは，根治目的で積極的な治療中にがん治療の副作用を軽減するために，医療者は有酸素運動とレジスタンス運動を推奨する必要があると強く推奨している。CIPN に対する運動療法について，2020 年の ASCO CIPN ガイドライン[1]では，2 件の RCT が採用され[2,3]，実行可能性，安全性，有益性が示唆されたが，いずれもサブグループ解析であり，確実なエビデンスとはならなかった。

　ASCO CIPN ガイドライン以後に公表された CIPN の予防のための運動療法に関する RCT の文献は 2 件あった[4,5]。

　Müller らの研究では，介入群と対照群の CIPN の症状に有意な差を認めなかったが，介入群の運動療法の実施アドヒアランスが 67% を超える参加者に限定した場合，有意差を認めた[4]。本研究における運動プログラムの介入期間は 3 週間であり，継続して運動療法を実施できるアドヒアランスは CIPN 予防のために重要な因子であると明らかにされた。

　また，Hammond らによる研究では，4 週間の理学療法ホームプログラムを実施した[5]。その結果，NRS 1 以上の痛みについて介入群の上肢における発生頻度が有意に低下したと報告した。

　CIPN の予防について，多くの研究が pilot study の段階であり，参加者と医療提供者の盲検化が困難という介入の特性に伴うバイアスの問題も抱えている。さらに，運動の頻度，強度，持続時間，運動の種類については試験依存で異なっており，これらの画一的規定は困難な状況であることから，大規模な臨床試験による十分なエビデンスおよび規定された運動方法は確立していない(詳細は第 2 章　総論 J5. CIPN における理学的手法を参照)。

　以上より，運動はその効果の大きさは不確実であるが，CIPN 予防以外の利益も大きく，有害事象のリスクが低いことも鑑みて，利益と不利益のバランスから，実施することを提案する。

投票結果

ガイドライン統括委員会＋作成委員会 12 名(棄権：利益相反 0 名・SR 1 名)

1　投与(実施)することを強く推奨する	2　投与(実施)することを提案する	3　「推奨なし」とする	4　投与(実施)しないことを提案する	5　投与(実施)しないことを強く推奨する
0% (0/12)	92% (11/12)	8% (1/12)	0% (0/12)	0% (0/12)

● 文献

1) Loprinzi CL, Lacchetti C, Bleeker J, et al. Prevention and Management of Chemotherapy-Induced Peripheral Neuropathy in Survivors of Adult Cancers: ASCO Guideline Update. J Clin Oncol. 2020; 38: 3325-48.[PMID: 32663120]

2) Zimmer P, Trebing S, Timmers-Trebing U, et al. Eight-week, multimodal exercise counteracts a progress of chemotherapy-induced peripheral neuropathy and improves balance and strength in metastasized colorectal cancer patients: a randomized controlled trial. Support Care Cancer. 2018; 26: 615-24.［PMID: 28963591］

3) Kleckner IR, Kamen C, Gewandter JS, et al. Effects of exercise during chemotherapy on chemotherapy-induced peripheral neuropathy: a multicenter, randomized controlled trial. Support Care Cancer. 2018; 26: 1019-28.［PMID: 29243164］

4) Müller J, Weiler M, Schneeweiss A, et al. Preventive effect of sensorimotor exercise and resistance training on chemotherapy-induced peripheral neuropathy: a randomised-controlled trial. Br J Cancer. 2021; 125: 955-65.［PMID: 34226683］

5) Andersen Hammond E, Pitz M, Steinfeld K, et al. An Exploratory Randomized Trial of Physical Therapy for the Treatment of Chemotherapy-Induced Peripheral Neuropathy. Neurorehabil Neural Repair. 2020; 34: 235-46.［PMID: 31976819］

4）鍼灸

推奨文

CIPN 症状の予防として，鍼灸を実施しないことを提案する。

| **4D** | 推奨の強さ：4（弱），エビデンスの確実性：D（非常に弱い），合意率 85％（11/13） |

解説

　鍼灸はがんの支持療法として欧米でも取り入れられているが，CIPN の予防に関して十分なエビデンスをもった報告は極めて少ない。RCT としては，小規模であるもののタキサン系製剤による CIPN の予防を目的とした週 1 回の電気鍼灸の報告が 1 件ある[1]。電気鍼灸による予防効果は認められず，化学療法を中止した後の CIPN 症状回復もより遅くなったという結果であった。

　さらなる研究が待たれるが，現時点では CIPN の予防としての鍼灸によって利益が得られることが期待できず，治療による不利益が利益を上回る場合があるため，実施しないことを提案する。

投票結果

ガイドライン統括委員会＋作成委員会 13 名（棄権：利益相反 0 名・SR 0 名）

1　投与（実施）することを強く推奨する	2　投与（実施）することを提案する	3　「推奨なし」とする	4　投与（実施）しないことを提案する	5　投与（実施）しないことを強く推奨する
0% (0/13)	0% (0/13)	15% (2/13)	85% (11/13)	0% (0/13)

● 文献

1) Greenlee H, Crew KD, Capodice J, et al. Randomized sham-controlled pilot trial of weekly electro-acupuncture for the prevention of taxane-induced peripheral neuropathy in women with early stage breast cancer. Breast Cancer Res Treat. 2016; 156: 453-64.［PMID: 27013473］

CQ 2　CIPN症状（しびれ，疼痛）の治療として何が推奨できるか。

推奨文

CIPN症状の治療として，デュロキセチンを投与することを提案する。

2B　推奨の強さ：2（弱），エビデンスの確実性：B（中），合意率100%（13/13）

CIPN症状の治療として，アミトリプチリンを投与しないことを提案する。

4D　推奨の強さ：4（弱），エビデンスの確実性：D（非常に弱い），合意率85%（11/13）

CIPN症状の治療としてのプレガバリンの投与について「推奨なし」とする。

3C　推奨の強さ：3（推奨なし），エビデンスの確実性：C（弱），合意率100%（13/13）

CIPN症状の治療としてのミロガバリンの投与について「推奨なし」とする。

3C　推奨の強さ：3（推奨なし），エビデンスの確実性：C（弱），合意率100%（12/12）

CIPN症状の治療としてのビタミンB12の投与について「推奨なし」とする。

3C　推奨の強さ：3（推奨なし），エビデンスの確実性：C（弱），合意率85%（11/13）

CIPN症状の治療としての非ステロイド性消炎鎮痛薬（NSAIDs）の投与について「推奨なし」とする。

3D　推奨の強さ：3（推奨なし），エビデンスの確実性：D（非常に弱い），合意率100%（13/13）

CIPN症状の治療としてのオピオイドの投与について「推奨なし」とする。

3D　推奨の強さ：3（推奨なし），エビデンスの確実性：D（非常に弱い），合意率100%（13/13）

CIPN症状の治療として，薬物の併用療法の実施について「推奨なし」とする。

3D　推奨の強さ：3（推奨なし），エビデンスの確実性：D（非常に弱い），合意率100%（13/13）

CIPN症状の治療として，運動を実施することを提案する。

2B　推奨の強さ：2（弱），エビデンスの確実性：B（中），合意率83%（10/12）

CIPN症状の治療としての鍼灸の実施について「推奨なし」とする。

3B　推奨の強さ：3（推奨なし），エビデンスの確実性：B（中），合意率100%（13/13）

※耐え難い CIPN を発症した患者においては，化学療法の遅延・減量・中止・代替の適切性を評価し，CIPN が QOL へ与える影響と今後の化学療法について患者と話し合うことが望ましい（第 2 章　総論 F・H・J 参照）。

1．薬物療法による治療

1）デュロキセチン

推奨文

CIPN 症状の治療として，デュロキセチンを投与することを提案する。

| 2B | 推奨の強さ：2（弱），エビデンスの確実性：B（中），合意率 100％（13/13） |

解説

　CIPN の治療にデュロキセチンは有効であるとする大規模 RCT が存在する[1]。

　Smith らは，白金やタキサン系の製剤投与後に CIPN が認められた患者を無作為，二重盲検割り付けし，両者の症状の程度を NRS で比較した。結果はデュロキセチン群でプラセボ群より有意に症状が改善した[1]。探索的検討ではデュロキセチンはタキサン系よりも白金製剤誘発性の患者に，より有効性が認められた。Hirayama らは，日本人においてもデュロキセチンは CIPN への効果が期待できると報告した[2]。Farshchian らは，CIPN を有するがん患者を対象としてデュロキセチン，ベンラファキシン，プラセボの 3 群に無作為に割り付ける RCT を行った[3]。デュロキセチン群とベンラファキシン群で神経障害性疼痛を含む症状は有意に減少し，この現象はデュロキセチン群でベンラファキシン群より有意に顕著であった。Salehifar らは，タキサン系抗がん薬治療後，CIPN を有する患者を対象としてプレガバリンとの治療効果の RCT を行った。しかしながら，プレガバリンと比較し，デュロキセチンの効果は有意に低かった[4]。これは，デュロキセチンは，タキサン系抗がん薬による CIPN には効果が乏しいという過去の Smith らの報告と合致する結果であった。複数の RCT から効果が報告されているため，エビデンスの確実性は中程度とした。なお，投与により傾眠，めまいなどの有害事象が起こることがあり，これらを自覚した場合は自動車運転をしないよう患者に指導する必要がある（第 2 章　総論 J. 臨床における諸問題参照）。わが国ではデュロキセチンは CIPN に対して保険適用がないことなどから，コストに関しても十分に説明し同意を得る必要がある*。

　以上より，CIPN に効果が期待できる可能性がある一方で，費用負担や有害事象が生じる可能性があるため，利益と不利益のバランスを鑑み投与することを提案することとした。

*薬理作用に基づく医薬品の適応外事例について，社会保険診療上，認められることがある（詳細は第 2 章　総論 J2. デュロキセチン参照）。

投票結果

ガイドライン統括委員会＋作成委員会 13 名(棄権：利益相反 0 名・SR 0 名)

1　投与(実施)することを強く推奨する	2　投与(実施)することを提案する	3　「推奨なし」とする	4　投与(実施)しないことを提案する	5　投与(実施)しないことを強く推奨する
0% (0/13)	100% (13/13)	0% (0/13)	0% (0/13)	0% (0/13)

●文献

1) Smith EM, Pang H, Cirrincione C, et al; Alliance for Clinical Trials in Oncology. Effect of duloxetine on pain, function, and quality of life among patients with chemotherapy-induced painful peripheral neuropathy: a randomized clinical trial. JAMA. 2013; 309: 1359-67.[PMID: 23549581]

2) Hirayama Y, Ishitani K, Sato Y, et al. Effect of duloxetine in Japanese patients with chemotherapy-induced peripheral neuropathy: a pilot randomized trial. Int J Clin Oncol. 2015; 20: 866-71.[PMID: 25762165]

3) Farshchian N, Alavi A, Heydarheydari S, et al. Comparative study of the effects of venlafaxine and duloxetine on chemotherapy-induced peripheral neuropathy. Cancer Chemother Pharmacol. 2018; 82: 787-93.[PMID: 30105459]

4) Salehifar E, Janbabaei G, Hendouei N, et al. Comparison of the Efficacy and Safety of Pregabalin and Duloxetine in Taxane-Induced Sensory Neuropathy: A Randomized Controlled Trial. Clin Drug Investig. 2020; 40: 249-57.[PMID: 31925721]

2)　アミトリプチリン

推奨文

CIPN 症状の治療として，アミトリプチリンを投与しないことを提案する。

4D　推奨の強さ：4(弱)，エビデンスの確実性：D(非常に弱い)，合意率 85%(11/13)

解説

　デュロキセチン以外の抗うつ薬であるアミトリプチリン製剤は末梢神経障害性疼痛に対する保険適用があるため，がん緩和ケアなどでは使用されることがある。

　しかし，CIPN に対するアミトリプチリン投与の効果を評価した無作為化比較試験は 1 件だけであり，有効性は示されなかった[1]。

　アミトリプチリンの有害事象として，口喝，尿閉，眠気等，抗コリン作用の頻度が高く，自殺企図，敵意，攻撃性等の精神症状の発現リスクもある。

　以上より，CIPN の改善効果は期待できず，利益よりも副作用による不利益のほうが高くなる可能性があるため，投与しないことを提案する。

投票結果

ガイドライン統括委員会＋作成委員会 13 名(棄権：利益相反 0 名・SR 0 名)

1　投与(実施)することを強く推奨する	2　投与(実施)することを提案する	3　「推奨なし」とする	4　投与(実施)しないことを提案する	5　投与(実施)しないことを強く推奨する
0% (0/13)	0% (0/13)	8% (1/13)	85% (11/13)	8% (1/13)

●文献

1) Kautio AL, Haanpää M, Saarto T, et al. Amitriptyline in the treatment of chemotherapy-induced neuropathic symptoms. J Pain Symptom Manage. 2008; 35: 31-9.[PMID: 17980550]

3) プレガバリン

推奨文

CIPN 症状の治療としてのプレガバリンの投与について「推奨なし」とする。

3C　推奨の強さ：3(推奨なし)，エビデンスの確実性：C(弱)，合意率 100%(13/13)

解説

　CIPN 治療に対するプレガバリンの臨床試験は 4 件ある。Hincker らによるプラセボ対照の無作為化二重盲検クロスオーバー比較試験では有効性は示されなかった[1]。

　デュロキセチン対照の無作為化比較試験は 3 件ある[2]~[4]。このうち 2 件は，デュロキセチンと比較してプレガバリンにおいて CIPN に伴う疼痛や感覚性神経障害に対する有効性を報告している。また，1 件では末梢神経障害を含む神経障害性疼痛に対して，プレガバリンと比較してデュロキセチンでの有意な効果を報告しているが，ベースラインと比較してプレガバリンにおいても神経障害性疼痛に対して有意な改善が報告されている。

　以上より，エビデンスには非直接性・非一貫性の問題があり，プレガバリンの投与によって得られる利益が不利益を上回るかは不確実であり，患者によって最善の対応が異なる可能性がある。プレガバリンは神経障害性疼痛に対する保険適用があるため，従来から CIPN に対してしばしば使用されてきた。そのためエビデンスが十分にないことを理解したうえで，利益と不利益のバランスを個別に評価し，CIPN を訴える患者に投与することは否定しない。

投票結果

ガイドライン統括委員会＋作成委員会 13 名（棄権：利益相反 0 名・SR 0 名）

1　投与（実施）することを強く推奨する	2　投与（実施）することを提案する	3「推奨なし」とする	4　投与（実施）しないことを提案する	5　投与（実施）しないことを強く推奨する
0% (0/13)	0% (0/13)	100% (13/13)	0% (0/13)	0% (0/13)

●文献

1) Hincker A, Frey K, Rao L, et al. Somatosensory predictors of response to pregabalin in painful chemotherapy-induced peripheral neuropathy: a randomized, placebo-controlled, crossover study. Pain. 2019; 160: 1835-46.[PMID: 31335651]
2) Avan R, Janbabaei G, Hendouei N, et al. The effect of pregabalin and duloxetine treatment on quality of life of breast cancer patients with taxane-induced sensory neuropathy: A randomized clinical trial. J Res Med Sci. 2018; 23: 52.[PMID: 30057636]
3) GülŞK, Tepetam H, Gül HL. Duloxetine and pregabalin in neuropathic pain of lung cancer patients. Brain Behav. 2020; 10: e01527.[PMID: 31967742]
4) Salehifar E, Janbabaei G, Hendouei N, et al. Comparison of the Efficacy and Safety of Pregabalin and Duloxetine in Taxane-Induced Sensory Neuropathy: A Randomized Controlled Trial. Clin Drug Investig. 2020; 40: 249-57.[PMID: 31925721]

4）ミロガバリン

推奨文

CIPN 症状の治療としてのミロガバリンの投与について「推奨なし」とする。

3C　推奨の強さ：3（推奨なし），エビデンスの確実性：C（弱），合意率 100%（12/12）

解説

CIPN の治療としてミロガバリンの効果をみた RCT は存在しない。ミロガバリンの有効性は糖尿病性末梢神経障害性疼痛，帯状疱疹後神経痛，脊髄損傷後神経痛，脳卒中後疼痛およびパーキンソン病による中枢性神経障害性疼痛に対して国内ないし国際共同第Ⅲ相試験で効果が示されている。何らかの理由で投与した場合は，有害事象による不利益も予想されるため，傾眠，末梢性浮腫，めまい等への注意が必要である。

Kimura らは末梢神経障害性疼痛を有する 152 例（うち Pain post chemotherapy 6 例を含む）を対象に，疼痛治療をプレガバリンからミロガバリンへ切り替えることによる変化を前方視的観察研究により評価した[1]。その結果，ミロガバリンへの切り替えは安全に実施可能であり，VAS スコア平均値は有意に減少することが示された（Δ15.7 mm，$p<0.0001$）。

Sugimoto らは，FOLFIRINOX 療法（オキサリプラチンを含む）または GnP 療法（アルブミン懸濁型パクリタキセルを含む）を施行した膵がん患者の CIPN を後方視的に調査した[2]。ミロガバリン投与群（n＝13），プレガバリン投与群（n＝21）ともに投与開始前と比較して CTCAE v5.0 を用いて評価した CIPN Grade は有意に改善が認められた。また，投与 2 週間，

4週間，6週間でのミロガバリン群におけるCIPN改善率はプレガバリン群と比較して有意に高かった（2週84.6% vs 33.3%，$p=0.005$；4週，6週92.3% vs 33.3%，$p=0.001$）。

Kanbayashi らは，CIPN を含む神経障害性疼痛緩和を目的にミロガバリンが投与された133例（うち CIPN 16例含む）を対象に，poorly effective 群（48例，うち CIPN 6例），effective 群（76例，うち CIPN 8例），very effective 群（9例，うち CIPN 2例）に分類し，ミロガバリンの効果の予測因子について後方視的に調査した[3]。その結果，ミロガバリンの効果とミロガバリンの維持量（≦20 mg），オピオイドおよびノイロトロピン® の併用が相関していることが示唆された。

ミロガバリンの有害事象についてはわが国における後方視的調査の結果，CTCAE v 5.0 Grade 2以下の傾眠，四肢浮腫がそれぞれ19%，Grade 3以上の有害事象としては四肢浮腫が5%認められたと報告されている[4]。

なお，ミロガバリンは神経障害性疼痛に対する保険適用があるため，CIPN に対してしばしば使用されている。

以上より，ミロガバリンの投与によって得られる利益が有害事象などの不利益を上回るかは不確実であり，患者によって最善の対応が異なる可能性がある。そのため効果のエビデンスが十分にないことを理解したうえで，利益と不利益のバランスを個別に評価し，CIPN を訴える患者に投与することは否定しない。

投票結果

ガイドライン統括委員会＋作成委員会12名（棄権：利益相反1名・SR 0名）

1　投与（実施）することを強く推奨する	2　投与（実施）することを提案する	3　「推奨なし」とする	4　投与（実施）しないことを提案する	5　投与（実施）しないことを強く推奨する
0% (0/12)	0% (0/12)	100% (12/12)	0% (0/12)	0% (0/12)

●文献

1) Kimura Y, Yamaguchi S, Suzuki T, et al. Switching From Pregabalin to Mirogabalin in Patients with Peripheral Neuropathic Pain: A Multi-Center, Prospective, Single-Arm, Open-Label Study（MIROP Study）. Pain Ther. 2021; 10: 711-27.［PMID: 33856660］

2) Sugimoto M, Takagi T, Suzuki R, et al. Mirogabalin vs pregabalin for chemotherapy-induced peripheral neuropathy in pancreatic cancer patients. BMC Cancer. 2021; 21: 1319.［PMID: 34886831］

3) Kanbayashi Y, Amaya F, Ikoma K, et al. Predictors of the usefulness of mirogabalin for neuropathic pain: a single-institution retrospective study. Pharmazie. 2020; 75: 602-5.［PMID: 33239138］

4) 石川雄大，高木昭佳，梶浦新也，他．抗がん薬に伴う末梢神経障害に対するミロガバリンの有効性評価．医療薬．2021; 47: 1-9.

第**3**章　クリニカルクエスチョンと推奨

5）ビタミン B12

推奨文

CIPN 症状の治療としてのビタミン B12 の投与について「推奨なし」とする。

3C　推奨の強さ：3（推奨なし），エビデンスの確実性：C（弱），合意率 85％（11/13）

解説

　ビタミン B12 は末梢性神経障害に対する保険適用があるため，CIPN に対してしばしば使用されてきた。近年まではビタミン B12 の有効性を示すための無作為化比較試験が存在せず，デュロキセチンや漢方（牛車腎気丸）の有効性を示す試験における対照群として報告された[1)2)]。ビタミン B12 は両薬剤よりも効果が上回ることは示されなかったものの，従来から使用されるなかで不利益の報告を認めず，後方視的研究・症例報告では有効性を示すものもあった[3)4)]。2017年に報告された RCT では，CIPN の予防に対する有効性は示されなかった[5)]。

　以上より，ビタミン B12 の投与によって得られる利益が不利益を上回るかは不確実であり，患者によって最善の対応が異なる可能性がある。そのため効果のエビデンスが乏しいことを十分に理解したうえで，利益と不利益のバランスを個別に評価しながら，CIPN を訴える患者に投与することは否定しない。

投票結果

ガイドライン統括委員会＋作成委員会 13 名（棄権：利益相反 0 名・SR 0 名）

1　投与（実施）することを強く推奨する	2　投与（実施）することを提案する	3　「推奨なし」とする	4　投与（実施）しないことを提案する	5　投与（実施）しないことを強く推奨する
0% (0/13)	0% (0/13)	85% (11/13)	15% (2/13)	0% (0/13)

●文献
1) Hirayama Y, Ishitani K, Sato Y, I et al. Effect of duloxetine in Japanese patients with chemotherapy-induced peripheral neuropathy: a pilot randomized trial. Int J Clin Oncol. 2015; 20: 866-71.[PMID: 25762165]
2) Kaku H, Kumagai S, Onoue H, et al. Objective evaluation of the alleviating effects of Goshajinkigan on peripheral neuropathy induced by paclitaxel/carboplatin therapy: A multicenter collaborative study. Exp Ther Med. 2012; 3: 60-5.[PMID: 22969845]
3) Solomon LR. Functional vitamin B12 deficiency in advanced malignancy: implications for the management of neuropathy and neuropathic pain. Support Care Cancer. 2016; 24: 3489-94.[PMID: 27003903]
4) Schloss JM, Colosimo M, Airey C, et al. Chemotherapy-induced peripheral neuropathy（CIPN）and vitamin B12 deficiency. Support Care Cancer. 2015; 23: 1843-50.[PMID: 25863665]
5) Schloss JM, Colosimo M, Airey C, et al. A randomised, placebo-controlled trial assessing the efficacy of an oral B group vitamin in preventing the development of chemotherapy-induced peripheral neuropathy（CIPN）. Support Care Cancer. 2017; 25: 195-204.[PMID: 27612466]

6) 非ステロイド性消炎鎮痛薬(NSAIDs)

推奨文

> CIPN 症状の治療としての非ステロイド性消炎鎮痛薬(NSAIDs)の投与について「推奨なし」とする。
>
> | **3D** | 推奨の強さ：3(推奨なし)，エビデンスの確実性：D(非常に弱い)，合意率 100%(13/13) |

解説

　CIPN の症状の治療として，NSAIDs を投与することに関するシステマティックレビューは存在せず，RCT は同一の著者より 2 件出ており，オキサリプラチンを投与した胃がん患者に対してセレコキシブ投与，非投与において disease free survival を主エンドポイントに，CIPN を含む QOL などを副エンドポイントにした研究の結果が報告されている[1)2)]。割り付け方法に詳細な記載がなく，参加者，アウトカム評価者の盲検化に関しても記載がなかった。有害事象に関しても先の 2 文献ではプラセボとほぼ同等の有害事象発生割合であり，併用化学療法そのものによる有害事象と考えられ，評価は不能であった。

　以上より，NSAIDs の投与によって得られる利益と不利益は不明であり，患者によって最善の対応が異なる可能性がある。NSAIDs は安価な市販薬として手軽に試しやすいため，効果を示すエビデンスがないことを理解したうえで，利益と不利益のバランスを個別に評価しながら，短期的に患者に投与することは否定しない。

投票結果

ガイドライン統括委員会＋作成委員会 13 名(棄権：利益相反 0 名・SR 0 名)

1　投与(実施)することを強く推奨する	2　投与(実施)することを提案する	3　「推奨なし」とする	4　投与(実施)しないことを提案する	5　投与(実施)しないことを強く推奨する
0% (0/13)	0% (0/13)	100% (13/13)	0% (0/13)	0% (0/13)

●文献

1) Guo Q, Liu X, Lu L, et al. Comprehensive evaluation of clinical efficacy and safety of celecoxib combined with chemotherapy in management of gastric cancer. Medicine(Baltimore). 2017; 96: e8857.[PMID: 29390421]

2) Guo Q, Li Q, Wang J, et al. A comprehensive evaluation of clinical efficacy and safety of celecoxib in combination with chemotherapy in metastatic or postoperative recurrent gastric cancer patients: A preliminary, three-center, clinical trial study. Medicine(Baltimore). 2019; 98: e16234.[PMID: 31277138]

第**3**章　クリニカルクエスチョンと推奨

7）オピオイド

推奨文

CIPN 症状の治療としてのオピオイドの投与について「推奨なし」とする。

3D　推奨の強さ：3（推奨なし），エビデンスの確実性：D（非常に弱い），合意率 100%（13/13）

解説

　CIPN の治療としてオピオイド投与の効果をみた RCT は存在せず，観察研究が 4 件（オピオイド全般 1 件，オキシコドン 1 件，トラマドール/アセトアミノフェン合剤 1 件，タペンタドール 1 件），後方視的研究が 1 件（オキシコドン），そして多施設フォローアップ研究（オキシコドン/ナロキソン合剤）が 1 件あるのみであり[1)~6)]，投与することの有効性は明らかではないとした。

　わが国においては，フェンタニル経皮吸収型製剤とオキシコドン徐放錠（TR 錠）が慢性疼痛にも使用可能であるが，長期オピオイド処方による弊害に関するエビデンスが確固たるものとなっている[7)~10)]。漫然とオピオイドを使用することは避けるべきであり，オピオイド鎮痛薬による治療開始と同時に，早期に中止することを念頭に治療を慎重に進める必要がある。有害事象が持続する場合や鎮痛効果が得られない場合は，常に減量中止を検討する。

　以上より，オピオイドの投与によって得られる利益と不利益は不確実であり，患者によって最善の対応が異なる可能性がある。そのため明確な効果を示すエビデンスがないことを理解し，ほかの薬剤で除痛効果が得られない場合に，利益と不利益のバランスを個別に評価しながら，短期的に患者に投与することは否定しない。

投票結果

ガイドライン統括委員会＋作成委員会 13 名（棄権：利益相反 0 名・SR 0 名）

1　投与（実施）することを強く推奨する	2　投与（実施）することを提案する	3　「推奨なし」とする	4　投与（実施）しないことを提案する	5　投与（実施）しないことを強く推奨する
0% (0/13)	0% (0/13)	100% (13/13)	0% (0/13)	0% (0/13)

● 文献

1) Kim BS, Jin JY, Kwon JH, et al. Efficacy and safety of oxycodone/naloxone as add-on therapy to gabapentin or pregabalin for the management of chemotherapy-induced peripheral neuropathy in Korea. Asia Pac J Clin Oncol. 2018; 14: e448-54.［PMID: 29280313］

2) Galiè E, Villani V, Terrenato I, et al. Tapentadol in neuropathic pain cancer patients: a prospective open label study. Neurol Sci. 2017; 38: 1747-52.［PMID: 28699105］

3) Nagashima M, Ooshiro M, Moriyama A, et al. Efficacy and tolerability of controlled-release oxycodone for oxaliplatin-induced peripheral neuropathy and the extension of FOLFOX therapy in advanced colorectal cancer patients. Support Care Cancer. 2014; 22: 1579-84.［PMID: 24452412］

4) Cartoni C, Brunetti GA, Federico V, et al. Controlled-release oxycodone for the treatment of bortezomib-induced neuropathic pain in patients with multiple myeloma. Support Care Cancer. 2012; 20:

2621-6.[PMID: 22699304]

5) Liu YC, Wang WS. Human mu-opioid receptor gene A118G polymorphism predicts the efficacy of tramadol/acetaminophen combination tablets(ultracet)in oxaliplatin-induced painful neuropathy. Cancer. 2012; 118: 1718-25.[PMID: 21837673]

6) Boyette-Davis JA, Cata JP, Zhang H, et al. Follow-up psychophysical studies in bortezomib-related chemoneuropathy patients. J Pain. 2011; 12: 1017-24.[PMID: 21703938]

7) Frank JW, Lovejoy TI, Becker WC, et al. Patient Outcomes in Dose Reduction or Discontinuation of Long-Term Opioid Therapy: A Systematic Review. Ann Intern Med. 2017; 167: 181-91.[PMID: 28715848]

8) Manchikanti L, Kaye AM, Knezevic NN, et al. Responsible, Safe, and Effective Prescription of Opioids for Chronic Non-Cancer Pain: American Society of Interventional Pain Physicians(ASIPP)Guidelines. Pain Physician. 2017; 20: S3-92.[PMID: 28226332]

9) Tölle T, Fitzcharles MA, Häuser W. Is opioid therapy for chronic non-cancer pain associated with a greater risk of all-cause mortality compared to non-opioid analgesics? A systematic review of propensity score matched observational studies. Eur J Pain. 2021; 25: 1195-208.[PMID: 33533519]

10) Dowell D, Haegerich TM, Chou R. CDC Guideline for Prescribing Opioids for Chronic Pain--United States, 2016. JAMA. 2016; 315: 1624-45.[PMID: 26977696]

8) 薬物の併用療法

推奨文

CIPN 症状の治療として，薬物の併用療法の実施について「推奨なし」とする。

3D　推奨の強さ：3(推奨なし)，エビデンスの確実性：D(非常に弱い)，合意率 100%(13/13)

解説

　CIPN 症状(しびれ，疼痛)の治療として，複数の薬物を併用して投与することの有効性，安全性を検討した。併用の候補薬として本ガイドラインで取り上げたプレガバリン，デュロキセチン，オピオイドなどに関して検索した。

　CIPN において検索した限りでは RCT は存在しなかった。ハンドサーチでオキシコドン/ナロキソン配合剤とガバペンチノイドの併用報告を確認した。Kim らは，ガバペンチノイドでコントロール不十分(NRS≧4)な CIPN 患者72例を対象にオキシコドン/ナロキソン配合剤を追加し，4週後の NRS の低下が 1.29 ± 1.84($p<0.0001$)であったと報告したが，単群の研究であることは結果の解釈に慎重を要する。併用後にめまい(20.8%)，嘔気(9.7%)など有害事象を 42 例(58.3%)に認めた[1]。

　併用療法の有害事象に関しては，対象を CIPN 以外に広げるとハンドサーチで1件の論文を確認した。Matsuoka らはオピオイド＋プレガバリンを投与中の CIPN を除くがん性疼痛の患者70名を無作為化し，デュロキセチン(35名)あるいはプラセボ(35名)を投与した(二重盲検)[2]。その結果，がん性疼痛への有効性は Brief Pain Inventory-Item 5での評価で4.03 vs 4.88($p=0.053$)であった。有害事象に関してはデュロキセチンあるいはプラセボ投与例において眠気，めまい，嘔気，動悸，高血圧，倦怠感の報告例があり，Grade 3 以上の有害事象としてはデュロキセチン併用群で Grade 3 と 4 の嘔気が各1例(2.9%)認められた。

　以上より，複数の薬物の投与により明確な効果を示すエビデンスは不十分であり，わずかではあるが治療による不利益が利益を上回る可能性がある。一方，臨床的にはがん性疼痛な

どが併存することも多く，併用療法を必要とする場合があるため，その際には利益と不利益のバランスを個別に評価しながら，投与することは否定しない。

投票結果

ガイドライン統括委員会＋作成委員会 13 名(棄権：利益相反 0 名・SR 0 名)

1 投与(実施)することを強く推奨する	2 投与(実施)することを提案する	3 「推奨なし」とする	4 投与(実施)しないことを提案する	5 投与(実施)しないことを強く推奨する
0% (0/13)	0% (0/13)	100% (13/13)	0% (0/13)	0% (0/13)

● 文献

1) Kim BS, Jin JY, Kwon JH, et al. Efficacy and safety of oxycodone/naloxone as add-on therapy to gabapentin or pregabalin for the management of chemotherapy-induced peripheral neuropathy in Korea. Asia Pac J Clin Oncol. 2018; 14: e448 54.[PMID: 29280313]

2) Matsuoka H, Iwase S, Miyaji T, et al. Additive Duloxetine for Cancer-Related Neuropathic Pain Nonresponsive or Intolerant to Opioid-Pregabalin Therapy: A Randomized Controlled Trial(JORTC-PAL08). J Pain Symptom Manage. 2019; 58: 645-53.[PMID: 31254640]

2. 非薬物療法による治療

1）運動

推奨文

CIPN症状の治療として，運動を実施することを提案する。

2B　推奨の強さ：2（弱），エビデンスの確実性：B（中），合意率83％（10/12）

解説

　一度発症したCIPNに対してリハビリテーションとしての運動療法が行われている（詳細は第2章　総論J5. CIPNにおける理学的手法参照）。CIPNの治療としての運動に関するRCTの文献は3件抽出された[1]~[3]。またメタ解析が1件報告されている[4]。

　Şimşekらによるタキサン系製剤誘発性のCIPN患者90名のRCTでは，介入群は冷却30名，運動30名であり，対照群は標準治療30名であった[3]。運動は在宅で行う12週間の構成で，筋力強化，ストレッチ，バランス運動であった。運動群ではCIPN発症から12週後のCIPNATによって測定した手足の感覚鈍麻のスコアが対照群（標準治療）に比べて有意に低く，運動がCIPNの重症度を軽減するのに効果があることを示唆した。

　LinらによるRCTのメタ解析の結果から，運動療法によってCIPNの症状は有意に改善することが示されている（mean difference：0.5319，95％CI 0.2295-0.8344）[4]。ただし，その一貫性には問題があり，運動療法のプロトコールや介入強度の検討には，より特異的なアウトカムの測定を用いたより大きなサンプルでの研究が必要であると結論づけている。

　このように複数のRCTおよびメタ解析の結果から，運動療法が，CIPNの症状軽減に有益であることが示唆されているが，そのエビデンスには常にバイアスの問題がある。

　以上より，運動はその効果の大きさは不確実であるがCIPNの一部の症状を改善にする可能性があり，とりわけCIPN以外の利益やリスクが低いことも鑑みて，利益と不利益のバランスから，実施することを提案する。

投票結果

ガイドライン統括委員会＋作成委員会12名（棄権：利益相反0名・SR1名）

1　投与（実施）することを強く推奨する	2　投与（実施）することを提案する	3　「推奨なし」とする	4　投与（実施）しないことを提案する	5　投与（実施）しないことを強く推奨する
0% (0/12)	83% (10/12)	17% (2/12)	0% (0/12)	0% (0/12)

●文献

1）Kneis S, Wehrle A, Müller J, et al. It's never too late-balance and endurance training improves functional performance, quality of life, and alleviates neuropathic symptoms in cancer survivors suffering from chemotherapy-induced peripheral neuropathy: results of a randomized controlled trial. BMC

Cancer. 2019; 19: 414.［PMID: 31046719］

2）Dhawan S, Andrews R, Kumar L, et al. A Randomized Controlled Trial to Assess the Effectiveness of Muscle Strengthening and Balancing Exercises on Chemotherapy-Induced Peripheral Neuropathic Pain and Quality of Life Among Cancer Patients. Cancer Nurs. 2020; 43: 269-80.［PMID: 30888982］

3）Şimşek NY, Demir A. Cold Application and Exercise on Development of Peripheral Neuropathy during Taxane Chemotherapy in Breast Cancer Patients: A Randomized Controlled Trial. Asia Pac J Oncol Nurs. 2021; 8: 255-66.［PMID: 33850959］

4）Lin WL, Wang RH, Chou FH, et al. The effects of exercise on chemotherapy-induced peripheral neuropathy symptoms in cancer patients: a systematic review and meta-analysis. Support Care Cancer. 2021; 29: 5303-11.［PMID: 33660078］

2）鍼灸

推奨文

CIPN 症状の治療としての鍼灸の実施について「推奨なし」とする。

3B　推奨の強さ：3（推奨なし），エビデンスの確実性：B（中），合意率 100％（13/13）

解説

　鍼灸の有効性に関して研究の質が担保された RCT は 3 件報告されている[1]~[3]。対照群はそれぞれ偽鍼[1]，偽鍼と通常ケア[2]，薬剤（ビタミン B1＋ガバペンチン）内服[3]であった。

　いずれも鍼灸による CIPN 関連症状の軽減や QOL の改善に効果が期待されるものであった。ただし 3 件とも海外（台湾，米国，中国）からの報告であり，使用する鍼の太さや深達度，刺入保持時間についてはわが国の一般的な使用方法とわずかな違いが認められる。また，CIPN の誘発薬は多岐にわたる。

　以上より，エビデンスの質や一貫性には問題があり，効果があるという報告もわが国で実施される一般的な方法と異なるため，CIPN の改善効果が得られる施術を提供することは難しいと考えられる。ただし，臨床上，提供可能な鍼により CIPN の症状が改善されることが期待できることも考えられ，利益が不利益を上回るかは不確実であり，患者によって最善の対応が異なる可能性がある。そのため利益と不利益のバランスを個別に評価し，鍼灸を実施することは否定しないと判断し，推奨なしとした。

投票結果

ガイドライン統括委員会＋作成委員会 13 名（棄権：利益相反 0 名・SR 0 名）

1　投与（実施）することを強く推奨する	2　投与（実施）することを提案する	3　「推奨なし」とする	4　投与（実施）しないことを提案する	5　投与（実施）しないことを強く推奨する
0% (0/13)	0% (0/13)	100% (13/13)	0% (0/13)	0% (0/13)

●文献

1）Huang CC, Ho TJ, Ho HY, et al. Acupuncture Relieved Chemotherapy-Induced Peripheral Neuropathy in Patients with Breast Cancer: A Pilot Randomized Sham-Controlled Trial. J Clin Med. 2021; 10: 3694.［PMID: 34441990］

2）Bao T, Baser R, Chen C, et al. Health-Related Quality of Life in Cancer Survivors with Chemotherapy-Induced Peripheral Neuropathy: A Randomized Clinical Trial. Oncologist. 2021; 26: e2070-8.［PMID: 34390283］

3）Iravani S, Kazemi Motlagh AH, Emami Razavi SZ, et al. Effectiveness of Acupuncture Treatment on Chemotherapy-Induced Peripheral Neuropathy: A Pilot, Randomized, Assessor-Blinded, Controlled Trial. Pain Res Manag. 2020; 2020: 2504674.［PMID: 32676134］

第
3 章

クリニカルクエスチョンと推奨

平山泰生先生を偲んで　〜CIPN の未来を切り開いた男〜

「2022 年 4 月から神経障害部会部会長と CIPN 診療指針ワーキンググループ長をお願いできますか？」
2021 年 11 月 2 日，突然のメールでした。

　平山先生とのお付き合いは 2015 年の JASCC 神経障害部会の立ち上げの時からでしたが，今まで弱気な発言等は聞いたことがありませんでした。そのメールには「最近年齢のせいか，以前のような集中力がなくなり，迅速な対応も苦痛になってきております」と書かれていました。「学会参加は難しいですが，メールでの対応は可能です」とのことでしたので，私は勝手に脳梗塞による麻痺などがでているのかなと思いこんでいました。そのようななかで，2022 年 11 月 23 日に亡くなられたという突然の平山先生のご訃報に接し，衝撃を感じるとともに今までのメールを読み返してみると，そういう意味だったのかと感じ取れるものが多々見られました。
　平山先生の CIPN 領域における最大の業績は，初代神経障害部会長として「CIPN の未来を切り開いた」ことです。診断基準も明確な治療法もなく，CIPN のガイドラインの作成は難しいという意見が散見されるなか，エビデンスが少ない領域にも関わらず「がん薬物療法に伴う末梢神経障害マネジメントの手引き 2017 年版」の出版に至ることができたのは，ひとえに平山先生の情熱のおかげです。「エビデンスが少なく，ガイドラインにするのは難しいですが・・・」と残念がっておられましたが，Minds のガイドラインライブラリに掲載されることを知って大変喜んでおられたのが印象的です。「次こそは正式なガイドラインを作る」を目標としているなかで，「ガイドライン統括委員長の後任はどうしましょうか？」と相談された時，詳細を知らない私は「メール対応だけで構いませんので継続していただきたいです」と返信するぐらい，平山先生を頼りにしておりました。
　あれだけ渇望していたガイドラインの完成を見ることなく，平山先生は旅立たれてしまいました。CIPN の未来を切り開いた平山先生への感謝と尊敬をもって，このガイドラインを捧げたいと思います。おそらく今頃，きちんと仕上がっているかどうか熟読されていることでしょう。ガイドライン作成の機会をいただいたからこそ，我々が未来に向けてすべきことが明確化されたと感じています。
　平山先生，7 年間という短い期間でしたが本当にありがとうございました。我々が必ず未来へ引き継いでいきますので，お見守りください。

　（「平山泰生先生」と検索すると先生の御功績とともに，CIPN への思いを語り，オカリナを奏でる動画を拝見することができました）

神経障害部会　部会長　　吉田陽一郎
部会員　　　一同

平山泰生先生の御略歴

　平山泰生（ひらやま　やすお）先生は，札幌医科大学医学部を 1989 年に卒業され，その後 1993 年に同大学院を修了されました。卒後北海道立札幌北野病院や旭川赤十字病院等での勤務を経て，2007 年から東札幌病院の血液腫瘍科部長および化学療法センター長としてご活躍されました。

　平山先生は CIPN に対するデュロキセチンの効果に関する臨床試験を実施されるなど CIPN 研究に携わり，日本がんサポーティブケア学会創設時より神経障害部会長としてご活躍されてきました。「CIPN の患者さんが苦しみながら大量の複雑な処方をされている状況を変えたい」という思いから，2017 年には「がん薬物療法に伴う末梢神経障害マネジメントの手引き」を発刊され，さらに日本臨床腫瘍学会と連携し本邦における CIPN に対する処方状況の変化について調査されました。2018 年には「さまざまな視点から非薬物も含めた介入を評価する」という目的で，診療科も職種も多様なメンバーから成る CIPN 診療指針ワーキンググループを立ち上げられ，ワーキンググループ長を務められました。

　本ガイドラインの作成にあたっては，CIPN ガイドライン統括委員長として起案から統括までご尽力いただきました。2022 年 4 月よりセミリタイアとのことで神経障害部会長を吉田陽一郎先生，CIPN ガイドライン統括委員長を華井明子に引き継がれましたが，ご逝去の前日までガイドライン作成に向けて熱心なメールをお送りくださっていました。

CIPN ガイドライン統括委員長　華井明子

和文索引

欧文索引

JASCC がん支持医療ガイドシリーズ

がん薬物療法に伴う
末梢神経障害診療ガイドライン 2023 年版

2017 年 10 月 20 日　　第 1 版（2017 年版）発行
2023 年 6 月 20 日　　第 2 版（2023 年版）第 1 刷発行
2024 年 7 月 5 日　　　　　　　　　　　第 2 刷発行

編　集　　一般社団法人 日本がんサポーティブケア学会

発行者　　福村　直樹

発行所　　金原出版株式会社
　　　　　〒113-0034 東京都文京区湯島 2-31-14
　　　　　電話　編集　（03）3811-7162
　　　　　　　　営業　（03）3811-7184
　　　　　FAX　　　（03）3813-0288　　　　　©JASCC, 2017, 2023
　　　　　振替口座　00120-4-151494　　　　　検印省略
　　　　　http://www.kanehara-shuppan.co.jp/　　*Printed in Japan*

ISBN 978-4-307-20471-2　　　　　　　印刷・製本／三報社印刷㈱

WEB アンケートにご協力ください

読者アンケート（所要時間約 3 分）にご協力いただいた方の中から
抽選で毎月 10 名の方に図書カード 1,000 円分を贈呈いたします。
アンケート回答はこちらから ➡
https://forms.gle/U6Pa7JzJGfrvaDof8